Sophocle thérapeute

À PROPOS DU MYTHE D'ŒDIPE

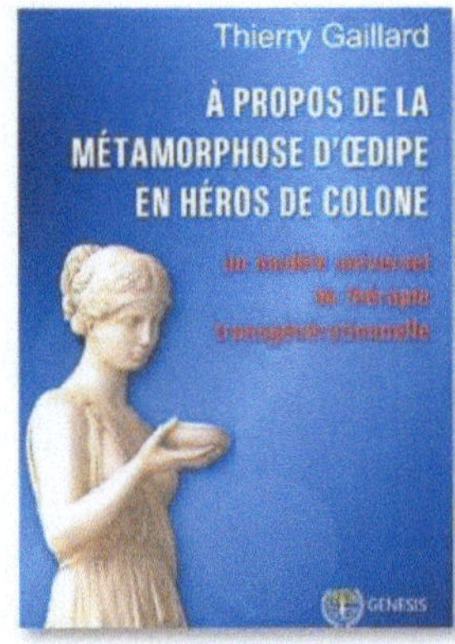

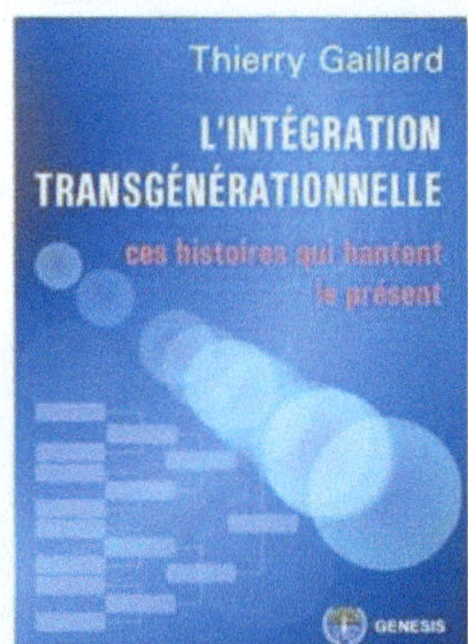

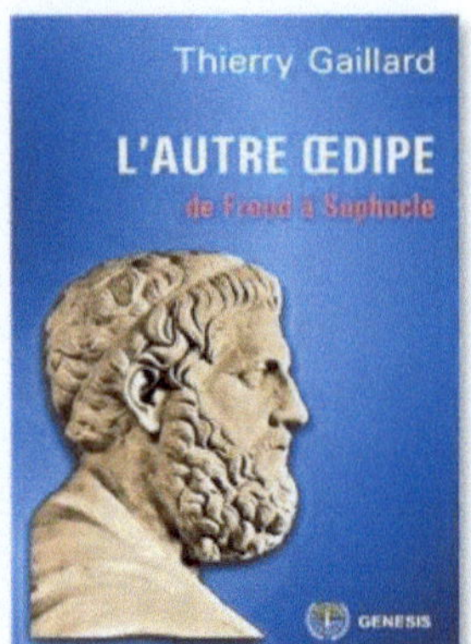

DU MÊME AUTEUR CHEZ GÉNÉSIS ÉDITIONS

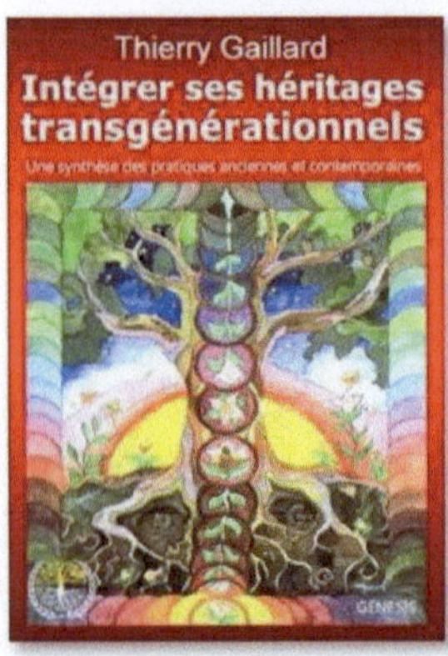

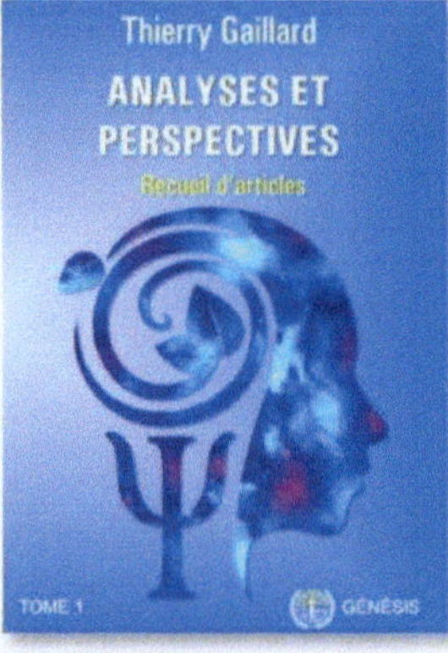

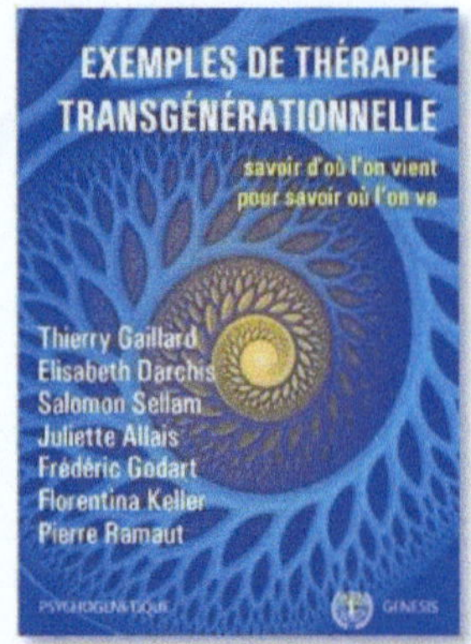

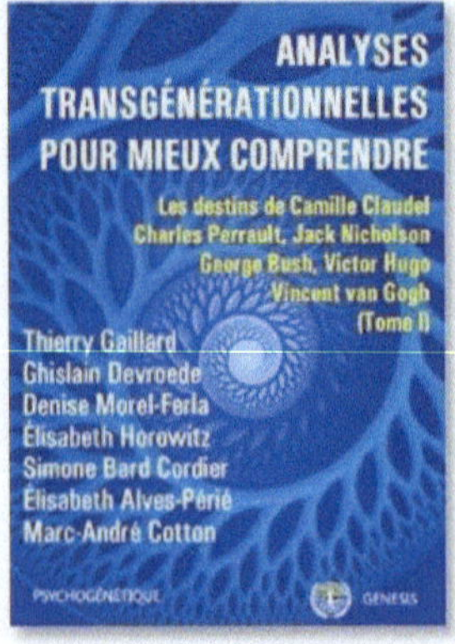

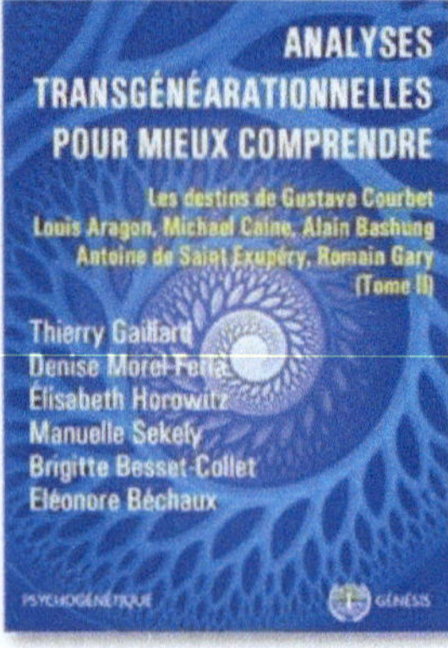

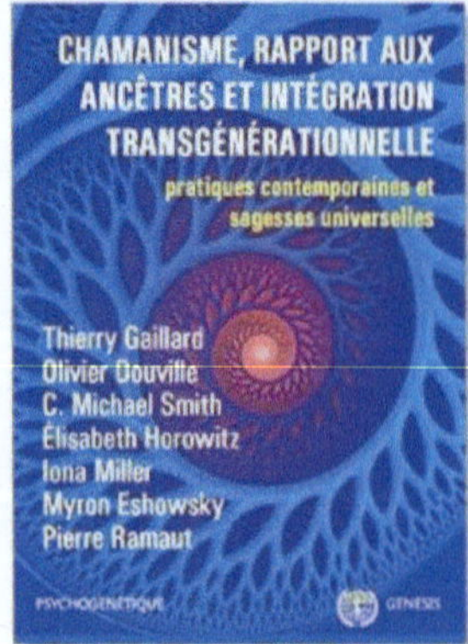

WWW.GENESIS-EDITIONS.COM

Thierry Gaillard

Sophocle thérapeute

La guérison d'Œdipe à Colone

GÉNÉSIS ÉDITION

Du même auteur
L'autre Œdipe, *De Freud à Sophocle.*
Intégrer ses héritages transgénérationnels, *une synthèse des pratiques anciennes et contemporaines.*
L'intégration transgénérationnelle, *ces histoires qui hantent le présent.*
À propos de la métamorphose d'Œdipe en héros de Colone, *un modèle universel de thérapie transgénérationnelle*

Traductions anglaises
- **Transgenerational Healing of Oedipus at Colonus;** *Unveiling a Universal Therapeutic Model.*
- **Transgenerational Integration;** *Healing the Inherited Burden.*
- **Shamanism, Ancestors and Transgenerational Integration;** *Contemporary Practices and Universal Wisdoms.*

En couverture : Asclépios guérisseur

Site Internet de l'auteur : **www.t-gaillard.com**

GENESIS éditions
18, rue De-Candolle, 1205 Genève, Suisse.
www.genesis-editions.com
Impression: Bod - Books on Demand, Norderstedt, Allemagne
Distribution francophone : SODIS
Distribution pour la Suisse : BUCHZENTRUM
Première édition 2013, Ecodition, ISBN 9782940540006
Troisième édition augmentée 2020 Genesis éditions

ISBN : 978-2-940540-00-6

4

Sommaire

Avant-propos

Au carrefour des routes d'Orient et d'Occident, entre oligarchies et démocraties, entre matriarcat et patriarcat aussi, Sophocle a produit une œuvre unique, trop peu comprise. Les messages qu'il a glissés entre les lignes de son mythe d'Œdipe sont plus précieux qu'il n'y paraît. Ils peuvent en effet servir de passerelles pour rétablir un dialogue aujourd'hui devenu indispensable entre les connaissances actuelles et les savoirs ancestraux.

Sophocle thérapeute propose une analyse des anciens savoirs de l'époque de Sophocle pour nous aider à repenser certaines problématiques actuelles, autant collectives qu'individuelles. Une telle démarche s'inscrit dans un mouvement plus général de remise à jour des savoir-faire traditionnels que l'on observe aujourd'hui dans de multiples domaines (agriculture, habitat, bien-être, santé, etc.). Le manque de respect pour la nature (ou la Mère-Terre), son instrumentalisation, et l'inconscience de l'homme qui joue avec des forces dont il ne maîtrise pas toujours les effets, sont des causes de nouvelles tragédies prétendument imprévisibles. Ainsi, mieux comprendre les solutions proposées par Sophocle pour gérer l'épidémie de la peste à Athènes pourrait nous aider à affronter nos propres problématiques actuelles, celles d'origines naturelles ainsi que celles provoquées par les hommes et les femmes.

Tous ces thèmes sont implicites à mon analyse de l'œuvre de Sophocle et le lecteur ne manquera pas d'associer les problèmes déjà présents dans l'Antiquité avec ceux d'aujourd'hui. En revenant sur cette époque charnière de l'histoire de notre civilisation, quatre siècles av. J.-C., nous comprendrons mieux quelles sont les origines de la névrose, ou du « malaise dans la civilisation » comme le disait Freud. Qu'il s'agisse de l'oubli du sujet en soi ou du refoulement de l'Œdipe, ces thèmes reviennent tout au long de cette étude pour nous inviter de l'autre côté du miroir et retrouver ce qui fut oublié mais qui n'a jamais cessé d'être présent.

Lorsque l'on se réfère aux personnages de la mythologie c'est souvent le mot de « héros » qui est employé. Mais l'Œdipe de Sophocle ne ressemble pas vraiment au modèle des héros classiques. Par exemple, il n'est pas monté sur le trône de Thèbes en suivant les étapes traditionnelles que d'autres ont dû suivre. Il est une nouvelle sorte de héros qui répond aux besoins de la démocratie naissante à Athènes. Le génie de Sophocle aura su adapter les anciennes traditions à son époque si révolutionnaire pour faire d'Œdipe ce nouveau genre de héros devenus indispensables à la nouvelle civilisation. Les épreuves qu'il doit surmonter l'amènent à mieux se connaître et c'est ainsi qu'à la fin de sa vie, à Colone, l'Œdipe de Sophocle est transformé. Les étapes de ce développement personnel correspondent traditionnellement aux initiations qui avaient cours dans l'Antiquité. Le parcours d'Œdipe est comparable au développement du sujet en soi tel qu'aujourd'hui nous nous représentons ce type de transformation. En vérité, avec son Œdipe, Sophocle nous livre le modèle idéal d'un tel développement, qui recouvre tout le spectre du possible, allant de la déchéance la plus totale (à la fin d'*Œdipe-roi*), à la plus glorieuse apothéose à Colone. Le « développement personnel » d'Œdipe est tellement spectaculaire qu'il est permis de parler, dans son cas, d'une renaissance.

En même temps qu'il raconte la renaissance d'Œdipe à Colone, Sophocle définit un nouveau sujet, tel qu'il devrait advenir. La métamorphose d'Œdipe fait référence à d'ancestrales initiations : par exemple à celles égyptiennes, importées à Eleusis près d'Athènes, ou au courant orphique, ou encore à l'école de Pythagore. Quand Œdipe arrive à Colone, il prend conscience qu'en n'étant plus rien, il devient un homme dans l'acception la plus noble du terme. Découvre-t-il alors sa vraie nature de sujet ? Se découvre-t-il différent de la représentation qu'il se faisait de lui-même ? En écho à la devise delphique « Connais-toi toi-même », ce sujet en soi correspond en effet à l'homme se connaissant lui-même. Un homme qui pourrait finalement répondre à la question : Qui suis-je ?

À la suite de mes trois premiers essais, l'analyse que je présente dans ce quatrième ouvrage poursuit et complète un dialogue entamé depuis de nombreuses années avec l'œuvre de Sophocle.

Thierry Gaillard, juillet 2020 (3ème édition augmentée).

Introduction

Parmi tous les joyaux du patrimoine antique, l'œuvre de Sophocle brille d'un éclat particulier. Avec sa version de l'histoire d'Œdipe le génial tragédien nous a laissé un héritage qui défie le temps, inlassablement rejoué depuis sa première il y a plus de 2400 ans ! Clé de voûte entre deux époques, son œuvre est unique en ce qu'elle associe les traditions ancestrales à la nouvelle civilisation qui voit le jour à Athènes et qui marquera l'histoire de l'humanité.

Avec *Œdipe-roi* et avec *Œdipe à Colone*, deux de ses pièces-maitresses[1], Sophocle maîtrise un art aux lointaines origines qui perpétue d'anciennes sagesses qui restent aujourd'hui aussi pertinentes qu'elles le furent hier. Nous le découvrirons, son œuvre propose un formidable modèle thérapeutique - jusqu'ici insoupçonné - qui offre des références essentielles pour les pratiques thérapeutiques contemporaines. La nouvelle interprétation transgénérationnelle du mythe d'Œdipe de Sophocle dont il sera question tout au long de cet essai nous permettra de revenir sur ces anciennes connais-

---

1 Voir leur résumé en annexe.

sances des lois non écrites du vivant que la civilisation moderne aura oubliées après les avoir dénigrées.

À cheval sur deux cultures, orale et écrite, entre le vocabulaire symbolique de la mythologie (le *mythos*) et le discours rationnel (le *logos*) qui prend son essor à Athènes, l'œuvre de Sophocle transcende et marie le meilleur de ces deux mondes. Elle s'inscrit autant dans le crépuscule d'une culture traditionnelle que dans l'aube d'un nouvel essai de civilisation. Comme un feu d'artifice qui ne cesse d'illuminer cet espace compris entre la terre et le ciel, le parfum de son message flotte encore dans l'air du temps.

Du *mythos* au *logos*

Que Sophocle ait su transcender les oppositions qui marquèrent les profonds changements à Athènes, cela reste une prouesse rare, l'exception qui confirme un mouvement collectif bien différent, soumis à de nouvelles règles. Il était d'une part fidèle aux anciennes traditions alors que, d'autre part, lui et les autres grands tragédiens de l'époque innovaient dans un art nouveau, ne serait-ce qu'en couchant par écrit une culture fondamentalement orale. Démocrate et progressiste, il a tenté de mettre les anciens savoirs au service des transformations qui s'opéraient à Athènes. Pour donner une chance à la jeune démocratie de bien se développer, c'est le sujet au cœur de l'homme qui retient toute l'attention de Sophocle. En effet, pour qu'une démocratie puisse véritablement fonctionner, il lui faut des sujets, des membres qui pensent par eux-mêmes, qui débattent et s'enrichissent de leurs différences sans sombrer dans les travers qui confèrent un semblant de vérité au seul critère quantitatif d'une majorité. Pour faire mieux que les rois, dont certains, éclairés, savaient s'entourer de conseillers et d'initiés de qualité, la nouvelle démocratie a besoin de sujets qui se connaissent eux-mêmes, capables de discerner le vrai du faux, de ne pas se laisser prendre au jeu des apparences, ni de se laisser séduire par les belles paroles des sophistes. Guérir Œdipe pour en faire un sujet-citoyen modèle, garant de la prospérité, voilà le dernier message, peut-être le plus important, que le génial Sophocle nous aura laissé.

Mais inexorablement, la naissance de la philosophie et le changement de civilisation à Athènes laisseront dos à dos les savoirs traditionnels et les nouvelles formes de connaissances, rationnelles et métaphysiques. Un écart qui grandira avec le temps et qui nous éloignera de la véritable signification des messages que Sophocle nous a laissés dans ses œuvres. Comme nous le verrons, c'est grâce aux progrès de nos connaissances dans le domaine thérapeutique, avec la redécouverte des lois transgénérationnelles, que nous pouvons aujourd'hui renouer avec une culture traditionnelle qui nous réserve bien des surprises.

Françoise Dastur souligne l'importance du changement social et culturel qui se déroule sous le regard lucide de Sophocle. « Les philosophes sont assez d'accord entre eux sur le fait qu'une véritable mutation de la pensée humaine s'est opérée au moment de l'apparition de la philosophie : pour Platon, c'est le passage de l'opinion, de la doxa, à la science, à l'épistémè ; pour Hegel, c'est celui de la représentation figurée dans l'art et la religion au pur concept et à la pure spéculation ; pour Husserl, il s'agit d'une véritable révolution de l'humanité qui invente ainsi une nouvelle attitude à l'égard du monde, l'attitude théorique, alors qu'auparavant tout était dominé par les pratiques. Même Nietzsche voit dans le moment socratique une véritable rupture avec le passé et "l'unique pivot de l'histoire universelle", bien qu'il ne considère nullement cette rupture comme un progrès, mais plutôt comme une décadence. »[2] Louis Ménard aussi se penche sur cette période si particulière de l'histoire. « Les philosophes auraient peut-être

---

[2] Françoise Dastur (2007), *La mort, essai sur la finitude*, PUF, Paris, p. 56.

accepté la pensée des symboles du polythéisme mais ils n'en pouvaient supporter l'expression poétique. Il reste à savoir si, lorsqu'on remplace la religion par la philosophie, les idées gagnent en précision autant qu'elles perdent en beauté poétique. Jamais une formule scientifique n'a fourni de types à l'art. Quand les peuples, rejetant l'enveloppe du symbole, ne traduisent plus leur idéal que dans la langue abstraite du rationalisme que devient la pauvre poésie ? Elle descend dans le tombeau des Dieux avec tout ce que l'homme a aimé, avec tous les rêves sacrés de la jeunesse du monde. Au reste la philosophie elle-même reconnut plus tard l'action prépondérante des formes religieuses sur l'esprit des peuples. Elle comprit que la flexibilité même des symboles est précisément ce qui leur assure une influence si générale et si durable. Cette langue mystérieuse des religions est la seule qui soit accessible à toutes les intelligences. »[3]

Plus rationnelle, trop rationnelle sans aucun doute, la philosophie et la nouvelle civilisation qui naît à cette époque à Athènes se détournent des anciennes traditions. Les fondements des messages traditionnels échappent aux nouveaux critères rationnels et dialectiques. C'est dorénavant la majorité qui l'emporte sur une minorité d'initiés de plus en plus marginalisés. Historique, cette transformation refoulera les vérités auxquelles ces traditions font référence. Privée de la lumière des projecteurs, rendue inconsciente, cette réalité première n'en devient que plus importante. Marcel Detienne insiste sur la nature des changements qui accompagnent cette mutation culturelle, où le développement d'une civilisation rationnelle[4] et laïque dénigre celle traditionnelle et « reli-

---

[3] Louis Ménard (1865), *De la morale avant les philosophes*, édition Charpentier, Paris.

[4] Il serait plus correct de parler d'une nouvelle ère métaphysicienne et d'un abus moderne de la raison. Mais pour ne pas trop alourdir le texte, j'adopterai les mots consensuels « raison » et « rationnel ».

gieuse ». « L'opposition s'affirme sur tous les points : celle-ci est une pensée de caractère laïcisé, tournée vers le monde extérieur, axée sur la *praxis* ; celle-là est une pensée de caractère religieux, repliée sur soi, inquiète de salut individuel. Si les sophistes, comme type d'homme et comme représentants d'une forme de pensée, sont les fils de la cité, et s'ils visent essentiellement dans un cadre politique à agir sur autrui, les mages et les initiés vivent en marge de la cité et n'aspirent qu'à une transformation tout intérieure. »[5] Dans ce contexte, le projet démocratique, avec son cortège de lois normalisatrices, produira ces nouveaux « fils de la cité », ou citadins. Ceux-ci sont amenés à remplacer les enfants de la Mère-Terre traditionnellement plus proche de la nature et de ses lois non écrites.

Le simple respect (formel) des traditions, lorsque c'est le cas, ne saurait véritablement préserver certains savoirs qui se transmettaient principalement oralement. Comme nous l'analyserons en détail tout au long de cet essai, le développement d'une représentation plus rationnelle du monde se fera au détriment d'un rapport au monde plus complexe, objet des messages mythologiques et symboliques. Aujourd'hui, retirer le voile que la rationalité aura jeté sur ces réalités devenues entre temps presque invisibles, c'est redécouvrir de profondes vérités, celles qui inspirèrent Sophocle. Avec sa version de l'histoire d'Œdipe, et particulièrement dans son ultime pièce *Œdipe à Colone* Sophocle nous livre le fruit de sa profonde méditation. Nous allons le voir, entre le véritable message que le grand tragédien aura glissé entre les lignes de son œuvre et la manière dont notre culture moderne l'aura comprise, il est une différence de taille. Celle-ci nous révèlera l'étendu de note éloignement de nos origines, du déracinement de notre modernité.

---

5 Marcel Detienne (2006), *Les maîtres de vérité dans la Grèce archaïque*, Librairie Générale Française, Paris, pp. 210-211.

Le piège de la raison

Le grand public connaît le mythe d'Œdipe à cause de son parricide et de son inceste, des thèmes qui choquent, et aveuglent aussi. Comme si, dès lors, tout serait dit, la chose entendue, classée, rangée, occultant du même coup le véritable message de Sophocle. Il ne faut donc pas s'étonner que les prémisses à la tragédie d'Œdipe ainsi que sa fin glorieuse à Colone soient souvent ignorées. Il est en effet particulièrement symptomatique d'observer à quel point la seconde pièce de Sophocle, *Œdipe à Colone*, est si peu prise en compte. Il conviendrait pourtant de ne pas tomber, tête la première, dans le piège que l'inceste et le parricide tendent à la raison et se cantonner dans la méconnaissance. Mieux vaudrait respecter la dimension symbolique propre au mythe et considérer l'œuvre dans son ensemble. Lorsque Dédale confectionne pour Icare des ailes avec de la cire et des plumes, tout le monde comprend la nature symbolique du récit. Parce qu'il s'agit d'un mythe, pareillement, l'inceste et le parricide d'Œdipe ne devraient pas être jugés en dehors du cadre symbolique propre au mythe. Ces thématiques sont surtout significatives d'une renaissance que seule une pièce tragique pouvait se permettre de mettre en scène. La transgression des tabous est symbolique et non pas réelle, elle sert à révéler la nécessité d'une renaissance qui échappe à tout contrôle, qui sort du champ restreint de la rationalité laquelle ne peut que dramatiser la situation. Une fois le « drame » consumé, Sophocle se charge, dans un deuxième temps, de proposer une voie thérapeutique jusqu'au triomphe final à Colone. S'il se fait ainsi le guérisseur du pire des destins, c'est aussi pour révéler la nature profonde de la condition humaine, ses aliénations autant que son potentiel de résilience, c'est-à-dire sa capacité d'accéder à la connaissance de soi et d'advenir pleinement sujet malgré toutes les difficultés rencontrées.

L'interprétation moderne qui a prévalue jusqu'ici réduit l'histoire d'Œdipe au modèle, à ne pas suivre, d'une transgression des tabous de l'inceste et du parricide. Elle fait de l'« Œdipe » une sorte de fétiche culturel qui préserverait les membres de la collectivité d'avoir à s'interroger personnellement sur l'existence de ce sujet en soi - représenté par Œdipe. Lorsqu'une collectivité tout entière a besoin d'un tel bouc émissaire pour conjurer ses propres aliénations, et dieu sait que la figure d'Œdipe semble idéalement servir cette fonction, il devient difficile de revenir sur ce premier jugement. Une telle interprétation superficielle et moraliste réduit pourtant considérablement la signification de l'histoire d'Œdipe. Comment imaginer que Sophocle ait pu se prêter à une telle économie d'esprit sans insulter son intelligence ? En effet, juger du mythe avant même d'entrer en matière, s'arrêter à ce premier degré moralisateur reviendrait à l'amputer de sa dimension symbolique pour complètement passer à côté du sujet. Dans la seconde pièce de Sophocle, *Œdipe à Colone*, après la révélation de la véritable identité de ses parents, une nouvelle vie commence qui finira en apothéose, un final que bien peu prennent en compte tant il faut alors reconsidérer toute l'histoire et revenir sur une première explication, aussi « évidente » qu'erronée. Le besoin de dramatiser le destin d'Œdipe empêche de saisir le sens profond du mythe, de lire plus avant la suite de l'histoire, un peu comme si l'histoire de Jésus s'arrêtait à sa crucifixion sans prendre en compte sa résurrection, cette suite qui révèle la véritable signification de l'épreuve.

En réalité, l'inceste et le parricide dont il est question à propos d'Œdipe sont des pièges tendus aux esprits paresseux. À la façon des œuvres initiatiques, si le contenu du message est exposé, un filtre est également placé qui empêche celles et ceux qui n'en seraient pas dignes d'accéder à de nouvelles connaissances. À l'inverse, l'accès à cette autre signification gratifie celles et ceux qui ne se seront pas laissé berner par les apparences. Ainsi, en même temps qu'il nous laisse un message essentiel concernant la renaissance d'Œdipe en tant que sujet, Sophocle propose un exercice d'intelligence destiné à mobiliser ce même sujet en soi. C'est celui-là, en effet, qui parle et comprend la langue symbolique des mythes sans s'arrêter à une lecture moralisante et réductrice. Pour franchir ce premier écueil, il convient d'appréhender ces tabous comme des provocations adressées à la raison, cette dimension de la psyché nouvellement portée aux nues par les contemporains de Sophocle. Provocation pour, d'une part, attirer l'attention et, d'autre part, inviter à faire le pas qui conduit au domaine symbolique, au *mythos* plus vaste que le *logos* rationnel, à la rencontre de ces sagesses traditionnelles que Sophocle avait faites siennes.

Se contenter d'une interprétation superficielle et rationnelle du mythe reviendrait à jeter le bébé avec l'eau du bain et à perdre une précieuse part de nous-même, celle qui précisément parle la langue symbolique, celle du sujet en soi. Ce dernier appréhende l'histoire d'Œdipe de manière symbolique, comme il faut le faire si l'on veut respecter sa nature mythologique et son origine traditionnelle.

En effet, la mythologie invite le sujet en soi à dialoguer avec les lois non écrites qu'elle représente de manière symbolique, par l'usage de figures divines notamment. Irrationnellement, elle exprime et cultive un lien avec des vérités oubliées, des initiations occultées. Partie visible d'un iceberg insondable, elle se fait l'écho des lois de la vie, une tradition partiellement renouvelée par les tragédiens Grecs qui l'adaptent à leur époque. Leur verbe poétique, voire lyrique, évoque des scénarios célestes ou infernaux s'adressant moins à la raison qu'à la psyché dans son ensemble. Derrière les figures divines, interchangeables selon les pays, des lois non écrites de la vie sont transmises aux esprits en quête de vérité.

Nous le verrons, l'inceste et le parricide n'évoquent pas tant des passages à l'acte que des états symboliques qui dénoncent cette absence de sujet, raison pour laquelle Œdipe devra renaître pour advenir en tant que sujet. Dans le droit fil des anciens rituels initiatiques, - comme celui où les enfants pénétraient des cavernes dans la montagne, ou dans la Mère-Terre, pour en ressortir comme membres de la communauté des adultes -, l'histoire d'Œdipe illustre un même retour aux sources ainsi que la difficulté à passer « de l'autre côté ». Dans tous les grands mythes de l'Orient nous raconte Mircea Eliade[6] des héros sont invités à descendre dans les profondeurs de la Mère-Terre, vers la source de la vie, pour gagner une vie nouvelle, immortelle.

La renaissance d'Œdipe suivra le chemin de ces anciens rites, à la différence qu'il trouvera sur sa route des imagos parentales bien particulières. En effet, il est aliéné par des lacunes de transmission dans la filiation et devra par lui-même découvrir la véritable identité de ses géniteurs, un parcours semé d'embuches. En particulier, il sera confronté à un père qui l'avait condamné à mort à sa naissance et qui tente encore de l'écarter lorsqu'ils se croisent sur la route. En amont de l'énigme que constitue la transgression des tabous, ce thème mérite d'être pris en compte : le rôle de Laïos dans la détermination du destin d'Œdipe. La tentative d'infanticide de Laïos sur Œdipe, pendu par les pieds sur le Mont Cithéron avant d'être sauvé et adopté par Polybe et Mérope, conditionne le rapport entre le père et le fils. Pourquoi négliger le fait que ce fut Laïos, le premier, qui voulut se débarrasser d'Œdipe ? Une volonté qu'il réaffirme une seconde fois lorsque qu'il croise son fils à la croisée d'un chemin et qu'il lui barre le passage. Mais cette fois Œdipe renversera la situation et sa conduite envers Laïos peut s'entendre comme une réaction à ce père qui l'avait déjà condamné à mort trois jours après sa naissance. Même

---

[6] Mircea Eliade (1959), *Naissances mystiques*, Gallimard, Paris.

oubliée, cette tentative d'infanticide laissera des traces puisqu'elle sera à l'origine de son nom. En Grec, *Œdipe* signifie « pieds enflés », nom que ses parents adoptifs lui donneront en référence aux séquelles d'avoir été ligoté et pendu par les pieds.

Ce rapport conflictuel initié par Laïos s'inverse en fonction des lois naturelles, lesquelles, de manière générale et sur le modèle des cycles de la vie, soutiennent le développement des nouvelles générations. Or précisément, la mythologie et les mythes traduisent ces lois non écrites de la vie dans une langue symbolique riche de sens. C'est donc à la lumière de la signification traditionnelle qu'il nous faut comprendre l'œuvre de Sophocle sur Œdipe, dans le langage symbolique qui lui est propre.

L'oubli des savoirs traditionnels

Comme j'y reviendrai tout au long des pages qui vont suivre, les lois non écrites auxquelles Sophocle se réfère dans son œuvre étaient traditionnellement transmises par les représentants des dieux, oracles, prêtres, initiés, devins, poètes, sous forme de révélations ou d'initiations. La remise en cause de la religion dès le milieu du 4ème siècle avant J.-C. laisse la ville d'Athènes partagée entre ses traditions et la nouvelle civilisation plus rationnelle et plus démocratique qu'elle engendre pendant cette période charnière de l'histoire. Celle-ci tend à croire que l'homme, par ses actions, devient l'unique responsable de son destin. Fort de ce libre arbitre qu'il exerce au niveau rationnel, l'homme s'engage alors dans une époque tumultueuse, faite de hauts et de bas, d'abus et de contrecoups. Cette profonde mutation n'est pas sans rapport avec le développement d'une modernité qui supplante les sociétés dites traditionnelles et avec elles leurs anciennes lois et sagesses. Un renversement de pouvoir dont les abus ne seront pas sans conséquences : la tragédie d'Œdipe en est la preuve.

Il est difficile d'imaginer aujourd'hui cette omniprésence des dieux dans la vie quotidienne de l'Antiquité. Un passage chez Hésiode nous sensibilise à ce rapport aux dieux dans le quotidien de l'époque. « Ne trempez pas le pied dans l'onde limpide d'un ruisseau avant d'avoir imploré la divinité qui préside à son cours, avant d'y avoir purifié vos mains ; car les dieux font sentir leur colère à ceux qui traversent les fleuves sans avoir rempli cette cérémonie religieuse ; ils la font retomber encore sur leur postérité. »[7] Pour celles et ceux qui furent initiés, ce genre de dialogue avec les dieux relevait plus de la vie elle-même, de ses forces spirituelles et naturelles, que d'une soumission de principe. Probablement le mot « Dieu » revenait-il dans le discours aussi souvent que le mot « économique » aujourd'hui, porté par nos nouveaux apôtres, tous plus auréolés de prestiges et de savoirs les uns que les autres. Le discours religieux, l'ancien donc, lui-même aura été transformé avec le développement du monothéisme d'abord et des églises, ou des courants idéologiques associés ensuite. Encore plus difficile serait de comprendre la véritable fonction des dieux sans y voir des figures symbolisant certaines lois non écrites de la vie. Là aussi, la nouvelle civilisation philosophique tendra au refoulement de cet aspect de la réalité qui lui échappe toujours plus en fur et à mesure qu'elle développe une représentation du monde de plus en plus rationnelle et donc partielle.

Que faire des héritages transgénérationnels ?

Par exemple, la nouvelle cité démocratique va édicter de nouvelles lois pour tenter de contrecarrer les héritages transgénérationnels en vertu d'un idéal égalitaire individuel. Car en fonction de ses origines et des charges morales et matérielles provenant des parents et des ancêtres, l'inégalité est inévitable dès la naissance, et même avant même la naissance,

---

[7] Hésiode, *Les travaux et les jours*, par Jean-Marie-Louis Coupé et Émile Lefranc, 1834, Delalain, Paris, (vers 717-725), p. 69.

selon que l'on naît dans une famille pauvre ou aisée. Seuls ceux qui intègrent leurs héritages transgénérationnels pour advenir sujets peuvent prétendre à l'égalité nous explique Sophocle avec son modèle œdipien. Cette égalité pour accéder au meilleur de soi-même n'a toujours pas été reconnu aujourd'hui. En cherchant l'égalité dans les conditions matérielles de vie, la modernité, depuis Athènes, perd conscience des loi non écrites des dynamiques transgénérationnelles, qui sont pourtant celles par lesquelles il serait possible d'accéder à une certaine égalité – à titre de sujets. Peter Sloterdijk aussi repère la problématique : « Ce que l'on appelle l'égalitarisme dans les discours actuels peut facilement être reconnu, rétrospectivement, dans ses débuts plus concrets, comme l'offensive des bâtards et d'autres porteurs de handicaps héréditaires contre le système établi de discrimination consolidées par le droit. Si l'on écoute attentivement l'expression « égalité des droits », on y apercevra des chœurs de ressentiments et d'amertume. On a toujours interprété l'impératif d'égalité comme un principe de rabaissement commun vers des conditions minimales, à seuil bas, de la vie sociale, alors que la dynamique élévatrice des événements restait sous-exposée. On n'a presque jamais compris, ni parmi les juristes ni *a fortiori* parmi les politiciens, que du point de vue de la dynamique culturelle « l'égalité » - abstraction faite de ses indispensables composantes juridique – produit seulement un sens en tant que catégorie aristocratique ou méritocratique : chacune et chacun doit avoir le droit de faire partie des meilleurs. L'égalité signifie qu'on ne peut dénier à aucun être humain le droit de se surprendre, lui-même et son entourage, par des gestes généreux. » [8]

Comme nous le verrons, des nouvelles lois à Athènes tenteront de minimiser ces différences interindividuelles, dotant

---

[8] Peter Sloterdijk (2018), *Après nous le déluge, les temps modernes comme expérience antigénéalogique*, Payot, Paris, p. 400.

les individus de mêmes droits supposés les affranchir des fautes de leurs aïeux. Une telle démarche, légale et rationnelle, reste limitée au monde des apparences, sans incidences sur ces réalités inconscientes qui continuent de produire leurs effets d'une façon ou d'une autre. Seule une véritable connaissance et maîtrise des lois transgénérationnelles peut guérir de cette inégalité à la naissance. Voilà ce que Sophocle nous propose de comprendre tout au long de sa version du mythe d'Œdipe. La condition incestueuse et parricide d'Œdipe se rapporte surtout l'état d'un sujet aliéné par ses héritages transgénérationnels et incapable d'advenir sujet sauf à devoir repasser par ses origines et ainsi naître enfin, ou renaître. Du coté de son père et des Labdacides, Œdipe hérite d'une succession de deuils non faits des pères par leurs fils, un héritage qui se traduira par l'impossibilité pour Laïos et pour Œdipe de coexister. Du coté de sa mère Jocaste, Œdipe hérite du fantôme de Penthée, cet ancien roi de Thèbes massacré par sa propre mère Agavé lors des fameuses Bacchanales. Comme Penthée, Œdipe sera aussi victime d'une tentative d'infanticide, au même endroit, sur le mont Cithéron - l'histoire se répétant à défaut d'avoir été intégrée. Après avoir vaincu la Sphinge, Œdipe se retrouve sur le trône de Thèbes, à la place de Penthée, pour servir de Pharmakon à toute une population qui n'avait jamais intégré la tragédie de Penthée, ce fils mort des mains de sa propre mère. Ainsi, au-delà de s'être retrouvé à la place de son père, dans le lit de sa mère, l'analyse transgénérationnelle révèle qu'Œdipe s'était aussi retrouvé à la place de son aïeul Penthée, sur un trône chargé de lacunes de transmissions, deuils non faits, secrets, cette part d'ombre qui l'habite sans qu'il puisse s'en douter. Être à la place d'un autre, fut-il son père ou un aïeul,, ce n'est pas être à sa place, ce n'est pas être sujet.

Guérir Œdipe de ses aliénations transgénérationnelles et le faire advenir en tant que sujet à Colone, voilà un programme autrement plus conséquent que celui, politique, qui voudrait aplanir les différences entre les individus en produisant une nouvelle forme de normalité, elle-même aliénante. L'approche thérapeutique cependant suppose une prise de conscience sur la nature et l'origines des aliénations transgénérationnelles, ce qui dans le mythe d'Œdipe passe par la découverte de la véritable identité de ses parents, le dépassement du secret de ses origines et, partant la possibilité d'intégrer ses héritages enfin mis à jour. Le contraste entre la thérapeutique du sujet aliéné suivie par Sophocle et la normalisation apparente des individus que prône la modernité est saisissant. Une différence qui se retrouve aujourd'hui entre les pratiques qui visent à l'intégration des zones d'ombres inconscientes qui habitent une personne et celle, psychiatrique, qui se contente de supprimer les symptômes pour normaliser les individus. Mais l'usage d'expédients n'offre qu'une illusion de guérison, sans plus ni vouloir ni savoir s'adresser aux véritables origines des maladies de l'âme. En vérité, et cela Sophocle nous l'explique aussi, ces expédients ne font qu'amplifier la charge d'une dette qui se transmet de génération en génération, jusqu'à programmer les pires scénarios (inceste et parricide) et précipiter les malheurs, une Sphinge terrifiante, une épidémie de peste apocalyptique.

Nous en prendrons la mesure, l'oubli des lois transgénérationnelles ne saurait être compensé par une législation qui rendrait les individus plus égaux entre eux, mais privé d'advenir des sujets. Seule la qualité d'être sujet confère cette égalité de traitement par les « dieux », indépendamment de leurs fortunes, de leur sexe, âge ou couleur de peau. En effet, au regard des dieux et des lois non écrites, notamment transgénérationnelles, sont les sujets et non pas les individus, tout citoyens soient-ils, qui pourraient être égaux entre eux.

L'enseignement laissé par Sophocle dans son œuvre est donc autrement plus profond que ne pourrait l'être ces lois écrites par des hommes qui cherchent à combattre l'inégalité des héritages transgénérationnels sans savoir en guérir. Ce ne sont là que des pansements de surfaces, qui n'empêchent nullement les principes transgénérationnels de continuer à opérer, même si les hommes n'en ont plus conscience. Mais nous le verrons, avec Œdipe, Sophocle nous propose une voie thérapeutique d'intégration des héritages transgénérationnels, une alternative respectueuse des rapports aux origines et de la nécessité de se connaître soi-même.

Les messages symboliques que les Tragédiens passaient dans leurs créations artistiques renouvelaient une tradition ancestrale et imageaient ces lois non écrites de la vie par le biais des figures divines. Un art dénigré par le nouveau courant philosophique qui milite pour un nouvel idéal rationnel et déjà scientifique. À cet égard, c'est notamment Platon qui dénigrera les poètes. Marcel Détienne rappelle la position du philosophe qui le premier inventa le terme de *mythologie* afin de discriminer un discours qu'il condamne et pour mieux imposer le *logos*[9] de la philosophie : « Les "anciennes fictions", foudroyées par Xénophane, sont longuement condamnées par Platon dans un réquisitoire qui dresse avec minutie la liste des crimes dont sont coupables tous les "mythologues", depuis Homère jusqu'aux plus modestes fabricants de récits, débusqués dans la cité, et même dans le silence des cours et des maisons. »[10] Sous prétexte d'avoir à choisir entre poésie et représentation « objective » du monde, la raison toute puissante apparaît comme la solution miracle des nouveaux citoyens de la démocratie naissante, portés par une volonté d'autodétermination et par l'ambition d'exercer le pouvoir

---

[9] Même si, comme Heidegger l'explique, le logos véritable s'articule à l'être et qu'il peut dès lors s'entendre comme l'expression du Verbe, religieux ou hiéroglyphique, pour la clarté de mon propos je m'en tiendrai à sa définition la plus commune, c'est-à-dire, comme le langage de la raison.

[10] Marcel Détienne, *L'invention de la mythologie*, Gallimard, 1981, Paris, p. 155.

rendu accessible. Jusqu'ici confondu avec le groupe ou la famille, liés à eux par un nom ou une origine, les nouveaux individus, fils de la cité, s'imaginent volontiers autonomes et indépendants.

Cette philosophie métaphysique, rationnelle, va se développer et imposer de nouvelles modalités de représentation du monde. Critiquant la pertinence d'une intervention divine dans le cours de la vie des hommes, toujours au nom de la raison, elle prend le risque de faire l'impasse sur les rapports irrationnels, mais naturels, spirituels et inévitables, que l'homme entretient avec la vie. La nouvelle rationalité prend très à la lettre l'usage des figures divines, oubliant qu'elles représentent des lois non écrites du vivant, hors de portée de la raison.

Symboliques de nature, les messages mythologiques échappent à la seule raison et à son cadre restreint. Le *logos* de la raison ne peut que réduire le *mythos*, par exemple en une leçon de morale. Les mythes et la mythologie en général ne s'expliquent pas rationnellement tout simplement parce qu'ils véhiculent des messages qui s'adressent au-delà de la seule conscience. Les bénéfices des progrès rationnels et scientifiques de l'homme sur son environnement ne sauraient s'appliquer à cette réalité humaine qui reste dans l'ombre, voire qui s'y enfonce. Alors que les messages des mythes influençaient et structuraient la vie d'une collectivité, aujourd'hui ils nous échappent à cause de notre conditionnement culturel. Quand l'inceste et le parricide ne sont plus entendus dans la dimension symbolique propre à la mythologie, ils exercent une fascination qui handicape l'esprit, lequel, au pire, prend tout au pied de la lettre. Un manque d'esprit qui réduit le mythe en une histoire véridique et dénature l'essentiel de son message. Or, précisément parce qu'elle est de nature symbolique, la mythologie offre un langage à nos tumultes existentiels. Cet espace symbolique offre un antidote aux passages à l'acte et autres mises en scènes tragiques dans le réel.

Sophocle ne se contente pas de démontrer la supériorité des lois non écrites sur la raison. Il vise une réconciliation des forces antagonistes, cultive une approche moniste et respecte un principe d'unité première fertile. Le final dans Œdipe à Colone en est l'illustration la plus aboutie. C'est, en effet, un principe d'unité qui sera garant de la prospérité que Sophocle destine aux Athéniens sous la forme d'un secret qu'Œdipe lègue à Thésée. Génial et dernier représentant d'un monde en disgrâce, face à la montée du rationalisme et de l'obscurantisme qui menace le projet démocratique[11], Sophocle se devait de laisser une trace de son savoir sur ces lois non écrites transgénérationnelles ainsi que sur ce principe d'unité, ou de non-dualité, que l'on retrouve dans les plus anciennes traditions. En passant lui-même d'une culture orale vers celle, nouvelle, de l'écriture, et en transposant ses messages dans la forme moderne à son époque, celle du théâtre antique, accessible à tous (démocratique), Sophocle laisse une œuvre de précurseur. Tôt ou tard, les sagesses ancestrales qu'il avait couchées sur le papier étaient destinées à être redécouvertes.

Lorsqu'ils sont compris dans leurs dimensions symboliques, les messages mythologiques révèlent l'étendue de leurs richesses. Pour Louis Ménard : « La Grèce est la terre sainte des nations indo-européennes, nous lui devons nos arts, nos sciences, nos lois. Une culture qui nous permet d'accéder aux significations d'origine de nos propres traditions. Même l'origine des religions en est redevable : les religions sont des ensembles de symboles, c'est-à-dire des idées exprimées par des formes concrètes. Aux époques des révélations religieuses le dogme est inséparable du mythe, une liaison intime unit le signe à la chose signifiée. Pour traduire les mythes en langue

---

[11] Mieux vaut en effet parler de la démocratie comme d'un projet puisqu'elle suppose que chacun soit advenu sujet et considéré comme égal, à ce titre, invité à pleinement exercer tous ses droits.

moderne, il faut faire un dédoublement dont le génie synthétique des peuples primitifs n'avait pas besoin, il faut, par un travail d'analyse, séparer la pensée de la forme tout en se souvenant qu'elles se confondaient à l'origine dans une indivisible unité. [...] Cette nécessité d'interpréter les hiéroglyphes des vieux âges se fait surtout sentir pour la religion grecque en raison même de son origine. La Grèce n'eut jamais de théocratie, les prêtres n'y formaient pas un corps politique et n'étaient pas les instituteurs du peuple. C'étaient les poètes, les chanteurs, qui donnaient une forme aux croyances religieuses et aux traditions populaires. »[12]

Cette culture traditionnelle permettait de préserver un précieux rapport aux origines. Victor Ehrenberg explique que « c'est un lieu commun que de dire que les Grecs voyaient dans les mythes, c'est-à-dire dans les histoires mythologiques des dieux et des héros, leur propre histoire ancienne. Aussi loin que l'on puisse s'y référer, cette perspective est vraie, même s'il est impossible de remonter dans le temps aussi loin qu'il le faudrait. Les mythes, par-dessus tout, relèvent d'un phénomène religieux, et tant que le rationalisme ne les aura pas tués, ils restaient ainsi, près et présents, comme les dieux eux-mêmes, sans connaître de fin. Tel un champ fertile infini, la mythologie se renouvelait sans cesse grâce aux poètes, penseurs et narrateurs, vivants dans la connaissance de la présence des dieux. Les mythes eux-mêmes étaient vivants, ils pouvaient s'enrichir de nouveaux ornements, de nouvelles versions ou d'inventions. Ils conservaient une essence rituelle et, aussi difficile que cela puisse se comprendre, un mythe était la source d'un autre mythe, et ainsi les mythes témoignaient de

---

[12] Louis Ménard (1865), *De la morale avant les philosophes*, Charpentier, Paris, pp. 2-3.

l'instant présent, dans un mouvement créatif qui pouvait répondre et s'adapter à des nécessités pratiques. »[13]

Dans ce contexte, il importe de relire Sophocle en fonction de cet héritage traditionnel, inévitablement présent entre les lignes de ses pièces. Si le mythe d'Œdipe n'a pas cessé d'interpeller les esprits désireux d'en découdre avec les questions qu'il soulève, aucune interprétation cependant n'a rencontré de consensus, ni parmi les spécialistes ni pour l'opinion publique. À l'évidence, tel un trésor enfoui au fond des mers, le sens profond du mythe d'Œdipe n'a toujours pas fait surface. Il est un bon exemple de ce qui dans le *mythos* ne se traduit pas aisément dans la langue du *logos*. Le sujet dont il est question échappe à la sphère de la raison, il n'a pas été pris en compte dans les interprétations avancées jusqu'ici. Dur à cuire, il sort du lot et paraît se distinguer des nombreux autres mythes dont l'interprétation semble aller de soi. Par exemple, avec le mythe d'Icare qui chute parce que ses ailes ont fondu en allant trop près du soleil, une histoire qui raconterait les risques encourus par trop de témérité. Mais n'est-ce pas là aussi céder à un besoin de rationaliser les mythes pour mieux passer à côté d'un message plus profond ? Icare n'a-t-il pas surtout échoué dans sa tentative d'entrer dans la lumière ? Cette chute, comme celle d'Œdipe, n'est-elle pas significative du tragique d'une initiation ratée, d'un rapport à la vérité qui serait insupportable, surtout sans un minimum de préparation ? Peut-on vraiment faire l'économie d'une signification plus spirituelle, ou religieuse, omniprésente dans l'Antiquité ? En ce sens, c'est l'ensemble de la mythologie qu'il faudrait se garder de rationaliser trop rapidement.

Pour renouer avec l'intelligence qui fonde cette culture traditionnelle, il faut traverser l'écorce et pénétrer le noyau

---

[13] Victor Ehrenberg (1954), *Sophocles and Périclès*, Basil Blackwell, Oxford, p.13.

jusqu'à sa dimension symbolique. Celle-ci introduit à des vérités complexes, cultivant une sensibilité que les initiations permettaient d'éveiller. Ces dernières n'étaient pas à la portée du premier venu puisqu'elles étaient secrètes et réservées aux meilleurs candidats - triés sur le volet. Il fallait se retirer dans des temples, ou dans des écoles hermétiques, comme celle de Pythagore à Crotone et suivre les étapes d'une préparation adéquate. Se confronter à ces vérités de manière abrupte, comme c'est le cas d'Œdipe face à Tirésias, n'est pas une expérience gratuite.

Pour introduire aux savoirs traditionnels qui inspirent Sophocle, les deux prochains chapitres tenteront de dégager quelques aspects significatifs de cette époque.

Les lecteurs (trices) qui n'auraient pas encore connaissance de l'interprétation transgénérationnelle du mythe d'Œdipe[14] devront patienter jusqu'au troisième chapitre qui en reprendra l'essentiel. Mais pour anticiper quelque peu et éviter un malentendu assez répandu, rappelons que le « transgénérationnel » ne renvoie pas au passé historique - comme le mot pourrait le laisser entendre. En effet, et comme je l'avais développé déjà[15], le transgénérationnel nous invite avant tout à considérer l'instant présent. C'est dans l'actualité de son vécu que se trouve le passé non passé, toujours présent bien que sous une forme inconsciente ou invisible. C'est aussi dans ce même instant présent, phénoménologique, que le sujet trouve à advenir en même temps qu'il intègre ce qui, dans le présent, concerne ses héritages et ses aliénations inconscientes. Comme pour Œdipe, le chemin vers ce sujet en soi suppose son lot de petites morts, de deuils et de désillusions. D'ailleurs, dans les

---

[14] Présenté une première fois dans *Sacré Œdipe*, 2004, Yvelinedition, Paris, puis dans *À propos de la métamorphose d'Œdipe en héros de Colone*, 2020, Génésis éditions, Genève.

[15] Thierry Gaillard (2020), *L'intégration transgénérationnelle*, Génésis éditions, Genève.

pages qui suivent le lecteur aussi verra se déconstruire un certain nombre de préjugés typiquement modernes. Le long de ce cheminement vers le sujet en soi tombent les figures idéalisées des parents et quelques autres croyances. S'il peut le supporter et poursuivre sa lecture, le lecteur rencontrera peut-être alors cette autre dimension, plus silencieuse et plus présente, celle propre au sujet en soi.

Une dernière clarification me permettra de clore ce chapitre d'introduction. La complexité des mythes limite nécessairement l'ambition de toutes les études qui leurs sont consacrées. À aucun moment il ne s'agit de prétendre faire le tour des eaux profondes du mythe d'Œdipe et des sagesses ancestrales qu'il véhicule. Il s'agit plutôt de multiplier les éclairages, d'entremêler les thèmes et de tracer quelques spirales pour nous approcher d'un sujet trop vivant pour se laisser saisir une fois pour toute. En cultivant ce type d'analyse, l'accent porte sur le cheminement plutôt que sur un but arrêté par avance. Une démarche qui s'inspire des Anciens pour qui la vérité, *Alètheia*, se trouve dans le dévoilement de ce qui est caché, où l'art de voir importe autant, sinon plus, que l'objet sur lequel le regard se pose.

I
Avant la philosophie

Les mythes et les légendes défient le temps parce que leurs messages nous interpellent au-delà de la raison, hier comme aujourd'hui. Pour prendre la pleine mesure de leurs significations, il nous faudrait réapprendre à parler la langue symbolique dans laquelle ils sont formulés. Que faudrait-il comprendre de ces histoires qui, par exemple, parlent d'un minotaure, moitié humain, moitié animal, retenu prisonnier dans un labyrinthe ; de ce roi, Midas, ne pouvant plus rien manger après que son vœu de changer en or tout ce qu'il touche fut exaucé ; de ce Narcisse qui se noie en cherchant à embrasser sa propre image reflétée à la surface de l'eau ; de ce Prométhée qui offre aux hommes le feu sacré des dieux ?

Musicien légendaire, chamane enchanteur, l'histoire raconte qu'Orphée apaisait les bêtes sauvages, pacifiait les querelles et restituait l'éclat du divin en toute circonstance par le chant, accompagné de sa lyre. Comme la musique peut prodiguer des bienfaits, les messages symboliques de la mythologie peuvent aussi inspirer et vivifier des parties endormies de notre esprit. Ils s'adressent à notre être, au sujet profondément logé en nous, celui qui nous parle parfois en rêve. Plus profonde et bien plus élargie que la seule raison consciente, la langue symbolique aborde toutes les facettes de la vie. Elle sied au dialogue existentiel et spirituel avec le monde, avec le divin ou avec la spiritualité, avec la nature, avec soi-même et avec les autres. Voilà pourquoi le dictionnaire propose de définir le mythe comme un « récit fabuleux, anciennement transmis par la tradition orale, qui met en scène des êtres incarnant sous une forme symbolique des forces de la nature, des aspects de la condition humaine. »[16]

L'Orphisme

Une importante tradition spirituelle s'était développée autour d'Orphée. Musicien et poète inspiré, Orphée proposait à ses adeptes d'être des « purs ». Simonne Jacquemard nous explique que « L'Orphisme - ou plutôt les préceptes d'Orphée - exhortait au perfectionnement individuel, à « une conversion progressive ou soudaine à un nouveau mode d'existence, [...] sans rapport avec le commerce tantôt familier, tantôt plein d'effroi qu'on entretenait avec les dieux de l'Olympe. »[17]

Édouard Schuré nous renseigne sur cette procédure initiatique. Après avoir écouté les paroles du chamane, le futur élève témoigne et interroge : « "Ma soif augmente à mesure que tu la désaltères. Tu m'as instruit de l'essence des Dieux. Mais dis-moi, grand maître des mystères, inspiré du divin Erôs, pourrai-je *les voir* jamais ?" "Avec les yeux de l'esprit dit le pontife de Zeus, mais non pas avec les yeux du corps. Or, tu ne sais voir encore qu'avec ceux-ci. Il faut un long travail et de grandes douleurs pour ouvrir les yeux du dedans." "Toi seul sais les ouvrir, Orphée ! Avec toi que puis-je craindre ?" "Tu le veux ? Écoute donc ! En Thessalie, dans le val enchanté de Tempé s'élève un temple mystique, fermé aux profanes. C'est là que Dionysos se manifeste aux mystes et aux voyants. Dans un an je

---

[16] *Le nouveau petit Robert*, dictionnaire de la langue française, p. 1465.

[17] Simonne Jacquemard (1997), *Trois mystiques Grecs*, Albin Michel, Paris, p. 118.

te convie à sa fête, et te plongeant dans un sommeil magique, j'ouvrirai tes yeux sur le monde divin. Que jusque-là ta vie soit chaste et blanche ton âme. Car sache que la lumière des Dieux épouvante les faibles et tue les profanateurs. Mais viens dans ma demeure, je te donnerai le livre nécessaire à ta préparation. »[18]

À l'instar du chamanisme ancien, les pouvoirs d'Orphée lui viendraient « d'une parfaite adéquation avec les innombrables formes, visibles et invisibles qui foisonnent à travers le monde. Les signes, il est bon de savoir les lire, les messages nés du clignotement des étoiles, comme les empreintes coloriées que le doigt divin laisse sur les ailes des papillons. Dès l'aube, le chant des grives éclate avec une témérité, une jubilation si glorieuse qu'on ne peut qu'adhérer à cette humble révélation. Liturgie ignorée, magnifique des oiseaux ! Brame des cerfs, chœurs de loups, abois secs du renard, rien ne mène l'écoutant hors de ses limites, dans l'immensité féconde. »[19]

Une préhistoire du sujet

À défaut d'être rationnelle et pleinement consciente, quelle est cette part en l'homme susceptible de comprendre, même intuitivement, les messages contenus dans les mythes ? Une question qui surgit par exemple avec Tirésias : à quelle partie d'Œdipe s'adresse-t-il lorsqu'il lui révèle que Laïos et Jocaste sont ses parents, quand il lui tend un miroir dans lequel Œdipe ne saurait se reconnaître puisqu'il se croit le fils de Pélops et Mérope ? Pareillement, à quelle partie de la psyché de son public Sophocle s'adresse-t-il avec son mythe d'Œdipe ? De

---

[18] Édouard Schuré (1960), *Les Grands Initiés*, Librairie académique Perrin, Paris, p. 237.
[19] Simonne Jacquemard, *Trois mystiques Grecs*, Albin Michel, Paris, pp. 109-110.

même, à qui s'adresse le thérapeute lorsqu'il dévoile à son client tout un pan de sa réalité inconsciente ?

La réponse est toujours la même : ces messages s'adressent au sujet à l'intérieur de soi, à celui qui, même endormi, serait susceptible de les comprendre. Un sujet qui ne se laisse donc pas réduire à l'exercice de la seule raison. Il est plus profond, plus archaïque et plus spirituel aussi. Ce sujet en soi, potentiel ou accompli, appartient à notre nature humaine et nous sommes, de gré ou de force, concernés par son développement.

Inspirées par l'œuvre de Sophocle les pages qui suivent interpellent ce sujet en soi, celui qui se trouve au-delà de la seule raison. S'il est courant d'entendre dire que les messages des mythes parlent aux enfants, sans doute est-ce dû au fait qu'ils n'ont pas encore refoulé cette part du sujet en eux. Elle affleure à la conscience aussi longtemps que la raison des adultes et son pseudo principe de réalité ne l'entraîne dans l'oubli. Car, à l'image de la transformation athénienne de l'époque de Sophocle, au fur et à mesure qu'il s'adapte à son environnement culturel, l'enfant perd la langue de son enfance, plus symbolique et imaginaire que rationnelle. Un constat dressé par le psychanalyste Sandor Ferenzci[20] qui expliquait à quel point les adultes et les enfants ne parlent pas la même langue. Creuser entre les lignes des mythes pour comprendre leurs messages, c'est donc aussi revenir vers ce sujet oublié ou aliéné. Un retour aux sources qui rappelle celui d'Œdipe, lui qui désirait connaître l'origine de la peste et qui finit par découvrir sa préhistoire et, dans le fond, cette part de lui-même jusqu'alors inconnue. Le théâtre d'une telle rencontre est symbolique, au carrefour du savoir et du faire, quand les choses trouvent leurs véritables significations. Chez autrui comme à

---

[20] Sandor Ferenzci (1932), *Confusion de langue entre les adultes et l'enfant*, Payot, 2004, Paris.

l'intérieur de soi, un même sujet communique dans une même langue, symbolique, capable de décrypter les mythes, les fantasmes et les rêves. Pénétrer les significations profondes d'un mythe pourrait même dépendre du degré de présence de ce sujet en soi, sans exclure la possibilité d'une rencontre à mi-chemin, d'un enrichissement mutuel. Voilà peut-être comment la mythologie distille ses effets thérapeutiques : elle nous parle d'autant plus que nous l'écoutons avec l'oreille du sujet en nous, un sujet qui grandit d'autant plus qu'il se nourri du verbe qui traverse les mythes fondateurs.

Avec ses deux pièces, *Œdipe-roi* et *Œdipe à Colone*, Sophocle décrit les étapes du réveil de ce sujet en Œdipe en même temps qu'il interpelle ce même sujet chez le spectateur. De Thèbes à Colone, Œdipe va renaître en tant que sujet et faire le bonheur de Thésée et des Athéniens en garantissant leur prospérité comme cela est raconté à la fin de l'œuvre. Plus exactement, la partie aliénée d'Œdipe va mourir tandis qu'une autre va enfin véritablement naître. La première était aliénée par des héritages transgénérationnels, tandis que la seconde sera le fait d'un sujet émancipé qui deviendra un héros. Une telle analyse, transgénérationnelle, nous ouvre de nouveaux horizons. Elle révèle et nous rend intelligible ce sujet en chacun qui cherche à advenir, au-delà de ses aliénations.

Parce qu'il en éprouve le désir, ce sujet semble être à portée de main pour Œdipe. Son désir le pousse, au-delà de la raison, à connaître la vérité, *Alètheia*, à chercher la cause de la peste et à vouloir connaître l'identité de ses géniteurs lorsqu'il apprend son adoption. Et quand Tirésias lui révèle ses véritables origines, s'il provoque d'abord une levée des résistances ce ne sera que pour mieux emporter le candidat à l'initiation dans une chute vertigineuse et mortelle pour l'ego, passage obligé pour renaître en tant que sujet. Pour Georges Méautis, « lorsque l'on est parvenu à véritablement comprendre le point de vue de Sophocle, on se demande par quelle aberration on a pu si longtemps croire à l'existence d'une Grèce cartésienne, laïque, ancêtre de la déclaration des Droits de l'Homme. Non, précisément parce que les Grecs furent une race d'homme intelligent par excellence, elle sut comprendre aussi les limites de l'intelligence, l'incliner humblement devant le suréminent, le sacré, le divin, car voici ce que Tirésias va répondre. "Tu te crois clairvoyant, dit-il à Œdipe, et tu ne t'aperçois pas que c'est toi le véritable aveugle." Lui, Tirésias, ne relève pas des rois de cette terre, il est le serviteur, l'esclave du dieu prophétique, Apollon. "Je te le dis puisque tu as injurié ma cécité. Toi, tes yeux sont ouverts à la lumière et tu ne vois pas dans quels maux tu es, tu ne vois pas où tu demeures, ni avec qui tu habites. Sais-tu de qui tu es né ? [...] Maintenant tu vois clair, bientôt tu ne verras plus que la nuit... Il n'est personne parmi les hommes qui ne sera un jour plus durement anéanti que toi." Ces redoutables paroles correspondent trop aux préoccupations profondes d'Œdipe pour qu'il ne soit pas remué. Depuis longtemps un doute le ronge : est-il bien l'enfant de Polybe, le roi de Corinthe ? »[21]

Le chemin d'Œdipe sera parsemé d'épreuves. Paradoxalement, la plus grande difficulté sera synonyme de catharsis libératrice et thérapeutique. Aussi tragique soit-elle, seule la confrontation avec sa propre vérité lui permettra de s'émanciper d'un mal qui le privait d'advenir comme sujet et de se connaître lui-même. Dans les termes de la psychologie analytique Jung[22] évoque ce type de confrontation avec la part de soi restée inconsciente. « Ce n'est pas une chose insignifiante que de voir s'effondrer, chez un être humain, l'attitude et les structures conscientes. C'est une véritable fin du monde, le sujet à l'impression que tous les éléments qui constituaient sa

---

[21] Georges Méautis (1957), *Sophocle, essai sur le héros tragique*, Albin Michel, Paris, p.111.

[22] Carl Gustav Jung (1964), *Dialectique du Moi et de l'inconscient*, Gallimard, Paris, p. 95.

vie retombent dans une manière de chaos original. Il se sent abandonné, désorienté, vulnérable à l'extrême, tel un navire sans gouvernail et livré à la fureur des éléments. C'est du moins ce qui semble et l'impression qu'il en a. »

Une telle expérience attend Œdipe lorsqu'il découvre ses véritables origines. Mais le futur héros devait en passer par là, découvrir la face cachée de ses parents, cet écart entre le couple parental conscient (Polybe et Mérope) et celui inconscient mais véridique (Jocaste et Laïos), pour que l'héritage transgénérationnel soit mis à jour. Au-delà d'une volonté attribuée aux dieux, au-delà d'une malédiction ou *até* familiale, se trouve une loi non écrite qui porte sur ces héritages transgénérationnels. Un savoir traditionnel qui inspire à Sophocle sa propre version du mythe, dans laquelle Œdipe finit par s'émanciper et transcender l'héritage de ses ancêtres pour renouer avec la fertilité première de Cadmos. Nous le verrons, l'œuvre de Sophocle tient compte des véritables causes de l'*até* accablant la lignée des Labdacides, soi-disant victime des dieux.

Purification et désaliénation

De Thèbes à Colone, la renaissance d'Œdipe révèle l'importance des aliénations transgénérationnelles qui conditionnèrent la première partie de sa vie. Une mise en évidence qui s'accorde avec les anciennes traditions spirituelles qui toujours ont insisté sur la nécessité de libérer l'âme des charges du passé, s'agissant autant de vies antérieures que des fautes héritées de ses aïeux. Une purification considérée comme un préalable à qui souhaiterait s'initier aux secrets de la vie spirituelle, inaccessible au commun des mortels. Cette prémisse se retrouve par exemple dans le *Corpus Hermeticum* : « Cherchez-vous un guide qui vous montre la route jusqu'aux portes de la connaissance, là où luit la lumière brillante, pure de toute obscurité [...] Mais d'abord, il te faut déchirer de part en part la tunique qui te revêt, le tissu de l'ignorance, le support de la malice, la chaîne de la corruption, la geôle ténébreuse, la mort vivante, le cadavre sensible, le tombeau que tu emportes partout avec toi, le voleur qui habite ta maison, le compagnon qui, par les choses qu'il aime, te hait, et par les choses qu'il hait, te jalouse. »[23] Un tel travail de purification, ou d'émancipation, s'entend donc comme un préambule au développement spirituel et/ou au développement du sujet en soi. Pour identifier ces charges impures, ces « tuniques » qui collent à la peau et que l'on retrouve dans de nombreux exemples d'analyse transgénérationnelle, j'ai employé le terme d'« aliénation »[24]. Sa signification étymologique renvoie au verbe « aliéner » qui « apparaît en droit (1265) comme emprunt au latin alienure, "rendre autre" ou "rendre étranger", dérivé de alienus, "autre", lui-même de alius (ailleurs, alias, alibi). »[25] Les anciens Grecs avaient repéré ces impulsions qui parfois dominent les hommes, comme aliénés par cet autre, inconscient et agissant de l'intérieur. Eric Dodds précise que si Sophocle « dit qu'Éros est un pouvoir qui "gauchit l'esprit juste, le poussant vers le mal pour sa destruction", il faut se garder de n'y voir qu'une "personnification" : sous ce langage il y a le vieux sentiment homérique que ces choses ne font pas vraiment partie du Soi, puisqu'elle ne sont pas soumises au contrôle conscient de l'homme ; elles sont douées d'une vie et d'une énergie propres, et peuvent obliger un homme, comme du dehors, à un comportement qui lui est étranger. »[26] Voilà qui correspond bien à ces aliénations transgénérationnelles qui parfois conduisent un héritier tout droit en enfer pour éventuellement, comme Œdipe, renaître en

---

[23] Hermès Trismégiste, *Corpus Hermeticum*, tome 1, 2011, Les Belles Lettres, Paris, p. 81-82.

[24] Par exemple dans L'intégration transgénérationnelle, aliénation et connaissance de soi, Écodition, 2012, Genève.

[25] *Le Robert*, Paris, p. 45.

[26] Eric Doods, *Les Grecs et l'irrationnel*, Flammarion, (1977), Paris, p. 50.

tant que sujet. Dans cette perspective traditionnelle, le salut de l'homme dépend de sa capacité à se défendre de telles aliénations pour s'y opposer en tant que sujet, le noyau de l'être, indivisible et inaliénable.

L'histoire d'Œdipe offrit à Sophocle une occasion idéale d'appliquer sa science des lois transgénérationnelles, avec l'ambition de transcender la situation. Car les anciens Grecs avaient parfaitement conscience de la transmission des fautes des aïeux d'une génération à la suivante. Gustave Glotz[27] s'est passionné pour ces transmissions qu'il avait analysées sous l'angle d'une « solidarité naturelle ». Celle-ci relie les enfants à l'histoire de leurs parents comme des nouvelles branches le sont au tronc et aux racines d'un arbre. « On ne pouvait faire autrement que de remarquer dans les familles les ressemblances des traits et des caractères. On observait la transmission des maladies, de la folie, des verrues et des taches. Comment n'aurait-on pas observé l'hérédité des tares morales ? Le fils ne se détache pas du père, comme l'œuvre de l'ouvrier : il renferme une partie de son auteur. Les méchants font passer dans leurs enfants les éléments essentiels de leur personnalité, et ces éléments ne restent pas inactifs : qui les a reçus en vit, s'en nourrit et y trouve la substance de ses pensées et le mobile de ses actes. [...] Il est vrai que le châtiment divin épargne parfois, non pas seulement le coupable, mais encore ses descendants immédiats, pour retomber sur un de ses arrière-neveux : ce sont des coups de foudre frappant à grande distance qui bouleversaient si fort l'honnête Hérodote. Mais on voit de même des particularités physiologiques sauter une ou plusieurs générations. Les affections de l'âme qui se perpétuent dans une famille peuvent donc rester cachées très longtemps ; tout à coup elles sortent de leurs profondeurs [...] pour pousser l'homme au crime et au châtiment. »

---

[27] Gustave Glotz (1904), *La solidarité dans la famille Grecque*, Albert Fontemoing, Paris, p. 580.

Pour décrire ces charges qui se transmettent par la filiation, la coutume incriminait le bon vouloir des dieux. Ils distribueraient ces malédictions qui affectaient les familles sur de plusieurs générations. Mais si l'on avait autant conscience des héritages transgénérationnels à cette époque, c'est également parce que la notion d'individualité était alors peu claire. Avant la nouvelle civilisation de la raison et de la *persona*, l'individualité restait floue, chacun étant associé, voir assimilé, à son lieu d'origine ou à ses ancêtres.

Déjà en 1919, Pierre Janet analysait ce mouvement allant du groupe à l'individu ainsi que le risque d'égocentrisme qui l'accompagne nécessairement. « Les peuples primitifs poussaient très loin l'idée du groupe, les conduites relatives au drapeau ou au totem, et ne poussent pas très loin les conduites relatives à l'individu. [...] Il a fallu de longues époques et bien des découvertes psychologiques et morales pour que la notion de l'individu prît autant de précision que la notion de groupe. Nous y avons travaillé pendant des siècles. Je dirais presque tout bas aujourd'hui que nous avons trop bien réussi, que chez certains individus, chez certains peuples, - comme malheureusement en France, - la notion de l'individualisme a pris un développement démesuré et peut-être dangereux qui n'existait pas tout au commencement de l'histoire. »[28] Traditionnellement, en effet, l' « identité » d'un descendant dépendait de ses racines, celui-ci était naturellement associé aux qualités et défauts qui firent la réputation de ses ancêtres. Et dans l'autre sens aussi, une famille, une ville, sera anoblie et célébrée dès lors qu'un de ses ressortissants se sera comporté en héros. Lorsqu'une même appartenance lie les membres d'une famille, unie par les liens du sang, l'idée que l'on hérite des histoires inachevées de ses ancêtres n'avait rien qui puisse surprendre.

---

[28] Pierre Janet (1929), *L'évolution psychique de la personnalité*, L'Harmattan, 2005, Paris, p.166.

Dans « Les travaux et les jours »[29], Hésiode s'y réfère comme s'agissant d'une règle absolue, divine, qui devait dicter à l'homme une conduite digne et harmonieuse pour son propre bien comme pour celui de sa descendance. « Oubliez la violence ; c'est le souverain des dieux lui-même qui vous en fait la loi. Laissons aux poissons, aux bêtes féroces, aux oiseaux sanguinaires la fureur de se dévorer, puisque la justice ne leur a pas été accordée. Mais nous, le ciel nous a donné cette vertu, la plus grande de toutes. Celui qui la connaît et l'annonce hautement en public, verra tomber d'en haut tous les biens sur lui ; et celui qui lui porte atteinte par le mensonge et le parjure, en éprouvera l'infaillible peine, et sa prospérité après lui sera plongée dans l'obscurité la plus déshonorante, tandis que la génération de l'homme juste franchira les siècles, et propagera sa gloire. » Assurément, de la conduite des parents dépendra le sort de leur descendance, qui les vénéreront et assureront le salut de leur âme ou, au contraire, nourriront des griefs à leurs égards. Selon qu'ils lèguent un héritage positif ou négatif, la fonction parentale qui est ici reconnue aux géniteurs témoigne d'une conscience collective des influences transgénération-nelles. Tous savent l'importance de la préhistoire familiale, aliénante ou édificatrice, même si l'on attribuait aux dieux le loisir d'appliquer ces lois transgénérationnelles. L'*até*, ou la malédiction, qui frappe la famille des Labdacides et qui décide du destin d'Œdipe, plusieurs fois mentionné, témoigne de cette conscience collective et traditionnelle. Georges Méautis le rappelle aussi : « Œdipe nous est présenté par la tradition comme le fruit maudit d'une race maudite. »[30] De célèbres et nobles familles, comme les Alcméonides à Athènes, ont notoirement hérité d'une charge provenant de la faute d'un de

---

[29] Hésiode, *Les travaux et les jours*, par Jean-Marie-Louis Coupé et Émile Lefranc, 1834, Delalain, Paris, (vers 275-290), p.31.
[30] Georges Méautis (1957), *Sophocle, essai sur le héros tragique*, Albin Michel, Paris, p.41.

leurs ancêtres. Ainsi, même le grand chef, Périclès, sera soupçonné d'être responsable de la peste qui ravagera Athènes à cause d'une faute commise par son aïeul Mégacélès - nous y reviendrons.

Malgré l'*até* qui pèse sur Œdipe, Sophocle en fera un héros bienfaiteur à Colone, une sorte de père symbolique, garant de la prospérité. Comment se fait-il que celui qui transgressa les tabous de l'inceste et du parricide finisse par incarner une telle fonction édificatrice ? Répondre à cette question, c'est comprendre l'essentiel des messages de Sophocle.

Au-delà des apparences

Commençons par clarifier ce processus au cours duquel le sujet en Œdipe - auquel Tirésias s'adressait - grandira sur la route qui mène de Thèbes à Colone pour prendre le relais sur son ancienne identité de roi. Autrement dit, l'ancienne tunique qui recouvrait Œdipe, « tissus de l'ignorance », laissera la place au véritable sujet, à l'homme nouveau dont la démocratie athénienne a tant besoin pour garantir sa prospérité. Cette transformation commence avec l'enquête qu'Œdipe s'est décidé à mener pour libérer Thèbes des ravages d'une épidémie de peste. Sa recherche sur les origines de la pandémie lui fera découvrir sa véritable identité et confirmer les dires de Tirésias. Il est le fils de sa femme Jocaste et de Laïos, l'ancien roi de Thèbes, et non pas celui de Polybe et Mérope qui l'avaient secrètement adopté. Comme si elle éclairait une autre réalité jusqu'ici restée dans l'ombre, cette vérité changera sa représentation du monde. Cette différence permet à Sophocle de révéler un nouveau type de rapport dans la filiation. En effet, dans la civilisation rationnelle qui se développe, il ne suffira plus de connaître sa généalogie apparente. Il faudra également connaître l'envers de celle-ci, la part restée dans l'ombre de l'histoire, le vrai visage de ses parents et de ses ancêtres. Ici, Laïos et Jocaste représentent la face cachée et aliénée des parents supposés connus. Après les avoir idéalisés pendant l'enfance, Œdipe, comme l'adolescent d'aujourd'hui, pose un regard neuf, désillusionné, sur les personnes réelles que sont ses parents.

Dans l'œuvre de Sophocle les événements s'enchaînent idéalement pour que le sujet en Œdipe, jusqu'ici endormi, puisse accéder à la connaissance de lui-même. Un développement dont les bénéfices retomberont finalement sur ses hôtes méritants, susceptibles d'advenir sujets à leur tour. Preuve s'il en fallait une, que les messages des oracles et des tragédiens sont destinés à ce sujet dans l'homme, dont ils cherchent à provoquer la naissance, à l'instar de cette renaissance d'Œdipe racontée par Sophocle.

Avec pour thématique l'inceste et le parricide, le mythe d'Œdipe, plus que tout autre, s'adresse d'emblée au sujet. Impossible en effet d'accéder à la signification de ces événements si ce n'est au niveau symbolique. La seule raison, heurtée dans sa sensibilité morale, ne peut qu'y opposer son veto. Amputé de la dimension symbolique du *mythos*, le *logos* ne peut imaginer le sens qu'il faudrait donner à l'inceste et au parricide dont il est question dans le mythe d'Œdipe. En vérité, avec Œdipe, il s'agit de renouer avec la part invisible d'un rapport particulier au féminin et au masculin en commençant par introduire dans le langage ces deux extrêmes : une fusion (ou symbiose) du côté de l'inceste et une exclusion du père (selon l'ancien régime matriarcal) du côté du parricide.

Pour comprendre la vérité qui se cache derrière le parricide et l'inceste, la raison ne suffit pas. Cette vérité, *Alètheia* en grec, dont Tirésias se fait porte-parole, est intemporelle, symbolique, plus que rationnelle. L'inceste et le parricide d'Œdipe dont il est question n'ont pas non plus de valeur prédictive puisqu'il s'agit de l'état du sujet en Œdipe, comme celui d'un fœtus prisonnier de sa matrice, incestueux, où le rapport au père est oblitéré, non reconnu, ou tacitement mis à mort. Tant qu'il n'advient pas en tant que sujet, Œdipe sera forcément incestueux et parricide. En revanche, et c'est ici toute l'importance de la nécessité d'advenir sujet que Sophocle nous rappelle, en renaissant comme sujet, Œdipe s'extirpe d'une position parricide et incestueuse. Voilà la vérité, *Alètheia*, que les oracles et Tirésias répètent sans jamais être compris. En vérité, l'inceste et le parricide sont tacites dans l'ancien système matriarcal qui fait l'impasse sur le père, occulté, ou mort, par manque de reconnaissance de sa fonction procréatrice.

Entre matriarcat et patriarcat

Toujours dans l'espoir de nous familiariser avec le contexte culturel de l'époque, les thématiques matriarcales et patriarcales sont également essentielles. Erich Fromm l'avait remarqué, la problématique parentale œdipienne n'est pas sans rapport avec le passage du matriarcat au patriarcat, après que l'humanité eut pris conscience du rôle des activités sexuelles de l'homme comme reproducteur, une fonction jusqu'alors entièrement attribuée à la mère. Le nouveau régime patriarcal fait alors la part belle au père et dénigre celui de la mère, dorénavant réduite à une fonction de réceptacle et matrice des germes de vie fournis par les hommes.

En rupture avec la tradition matriarcale, la nouvelle politique ne saurait s'imposer sans de profondes transformations. Une révolution dont les enjeux se retrouvent par exemple lors du procès du fils de Clytemnestre, Oreste. L'histoire qui s'y rapporte illustre bien cette évolution du matriarcat au patriarcat. Elle commence avec ce roi, Agamemnon, qui sacrifie sa fille Iphigénie pour s'assurer la faveur des dieux. Mais l'épouse d'Agamemnon, Clytemnestre, venge sa fille en assassinant son mari. Et finalement Oreste, fils d'Agamemnon, tue sa propre mère pour venger son père et faire justice. Un procès doit déterminer la responsabilité d'Oreste, dont la situation confronte ces deux régimes matriarcal et patriarcal.

Pour le premier, défendu par les Érinyes, une mère aurait le droit de venger la mort de sa fille, même si cela implique de tuer le roi. Pour le second régime, au nom du père, le fils doit assumer la vengeance de son géniteur, même si pour cela il doit tuer sa propre mère. Alors Apollon avance ce nouvel argument, célèbre, qui signe la fin de l'ancienne tradition : « Ce n'est pas la mère qui engendre ce qu'on appelle son enfant. Elle n'est que la nourrice du germe versé en son sein : celui qui engendre, c'est le père ! » Ainsi, à Athènes, nouvelle cité démocratique et moderne, Oreste sera acquitté. Les Érinyes passent alors un pacte avec Athéna[31], déesse d'Athènes, et deviennent les protectrices de la cité, d'où leur nouveau nom, les Euménides ou « bienveillantes ». Un tel renversement marque les esprits et Sophocle s'y réfère lorsqu'il fait asseoir Œdipe dans le jardin des Euménides à son arrivée à Colone.

Erich Fromm précise encore qu'il est permis de supposer que « le dessein de Sophocle était de montrer que si, lors, le monde patriarcal s'avérait triomphant, il n'en serait pas moins, un jour vaincu, s'il ne tempérait son austérité par les principes d'humanité profonde qui animaient l'antique ordre matriarcal. »[32] Ce souci de l'équilibre entre les anciennes traditions et la nouvelle culture est permanent chez Sophocle.

L'analyse transgénérationnelle le montrera, Sophocle se réfère en effet toujours à une unité première, gage de fertilité ou de prospérité. On la retrouve dans l'orphisme et dans d'autres perspectives thérapeutiques et spirituelles ancestrales. À défaut de réussir à préserver l'équilibre et l'harmonie des forces en présence, il faut s'attendre à de sérieux revers de fortune. Et en effet, nous verrons que les abus du régime patriarcal, représenté par les Labdacides, programment le

---

[31] Elle-même née de la tête de Zeus, et qui dira : « Je n'ai pas eu de mère pour me donner la vie. »

[32] Erich Fromm (1980), *Le langage oublié*, Payot, Paris, p. 118.

parricide d'Œdipe. Des abus qui sont des réactions trop extrêmes, voire revanchardes, envers la toute-puissance si longtemps subie. Si la notion même de parricide n'existait pas lorsque manquait encore la conscience du rôle joué par le père dans la procréation, une fois celle-ci acquise, en réaction, les forces s'inversent au lieu de s'équilibrer comme il serait souhaitable.

Issu des plus anciennes traditions, matriarcales donc, le culte de Déméter célébrait chaque année la renaissance de la vie. Tous les printemps, le fils que la Mère-Terre avait engendré devait en retour la fertiliser pour assurer la continuité de la vie. Dans cette perspective, le fils n'était bien entendu pas accusé de prendre la place de l'homme puisque l'on ne savait pas encore qu'il fut son père. Ainsi, bien qu'il prît la place du père aux côtés de la mère (comme Œdipe), c'est l'ignorance de la fonction paternelle qui conférait au fils son immunité. Avant l'avènement du patriarcat, selon Pierre Lévêque et Marie-Claude L'Huillier[33] « on assiste donc, dans un monde dominé par la sexualité, dont la chasse n'est qu'une variante analogique, à la mise en place d'un monde fantastique ordonné sur une ontologie de la Fécondité, laissant à la Déesse-Mère le rôle primordial : créatrice de la vie qui naît, s'amplifie et s'accomplit dans le ventre des femmes et des femelles, elle monopolise toutes les fonctions : déesse de la lune, de la chasse, des morts et complète ainsi son fonctionnement de Grande Mère universelle. » La structure familiale dans la mythologie du néolithique est constituée d'un couple de déesses, et d'un enfant divin. Celui-ci « est un jeune dieu, enfant ou adolescent, dont la jeunesse est traversée par les pires difficultés ou menaces et qui, devenu adulte, féconde sa propre mère et meurt, mais bien sûr pour ressusciter et être ainsi pour les fidèles le gage de leur résurrection. Ce mythe de l'enfant divin

---

[33] Pierre Lévêque et Marie-Claude L'Huillier (1998), *La création des dieux*, Édition du Cerf, Paris, p. 30.

est aussi une transcription du cycle végétatif [...] On le retrouve dans tout l'Orient et même jusqu'au Japon, sous la forme du fils-amant qui implique la reproduction de la Terre-Mère par le produit même de son ventre. Il subsiste largement jusqu'en Grèce, où Zeus ou Dionysos (et bien d'autres...) relèvent très évidemment de lui. » Lorsque l'on sait l'importance que les Athéniens lui accordaient, rien de plus banal que de retrouver cette référence au culte de Déméter dans la manière de Sophocle d'aborder la thématique œdipienne. La renaissance d'Œdipe à Colone sert ainsi une cause traditionnelle, celle du renouvellement de la vie, respectant le cycle naturel de la vie.

C'est Déméter en Grèce, ou Amaterasu au Japon, qui président aux renaissances, humaines, animales et végétales. L'histoire raconte que lorsque Déméter perdit sa fille, sa douleur fut telle qu'elle condamna la terre à une stérilité générale, (conséquence d'un deuil gelé qui n'est certes pas étranger à la peste à Thèbes comme nous le verrons par la suite). Ces déesses de la fertilité étaient étroitement associées au développement de l'agriculture et de la domestication des animaux. Vénérées, elles garantissaient le bon déroulement des cycles saisonniers, les renaissances après la mort. Elles personnifiaient une loi naturelle de la nature généreuse et prolixe de ses fruits.

De telles références aux anciennes traditions sont omni-présentes dans l'œuvre de Sophocle. Édouard Schuré nous rappelle que l'âme de la Grèce se trouve dans le sanctuaire de Zeus à Olympe, de Héra à Argos, de Déméter à Eleusis, qu'elle règne sur Athènes avec Athéna, qu'elle rayonne à Delphes avec Apollon : « voilà le centre de la vie hellénique, le cerveau et le cœur de la Grèce. C'est là que vont s'instruire les poètes qui traduisent à la foule les vérités sublimes en vivantes images, les sages qui les propagent en dialectique subtile. »[34] Il s'agit en effet d'associer les thématiques abordées dans le mythe d'Œdipe au culte d'Eleusis et de tenir compte de cette inversion des pouvoirs de la mère et du père, du matriarcat au patriarcat. Œdipe qui remplace après de la Mère-Terre toute puissante (Jocaste) un homme (Laïos) pas reconnu comme géniteur (ou père) correspond en effet au schéma de la tradition matrilinéaire. Répétons-le, à cette époque, le rôle des hommes dans la procréation n'était pas encore connu et la notion de parricide n'existait pas - tandis que l'inceste peut se comprendre comme une symbiose originaire, mais aussi comme une absence du père et une impossibilité à advenir sujet.

Dans le mythe d'Œdipe, le fils qui remplace Laïos auprès de Jocaste, représenterait le fruit sorti des entrailles de la Mère-Terre chargé d'assurer à son tour la fertilité de cette même Mère-Terre. Une Mère-Terre représentée par Jocaste et qui, précisément, est stérile sauf à engendrer un Œdipe lorsque celui-ci est annoncé comme incestueux, c'est-à-dire susceptible de la rendre fertile conformément au schéma matriarcal. À Jocaste, Œdipe dira qu'il est un *fils de la fortune* sans réaliser l'abîme que cache une telle idée. Il est comme cet enfant dans la filiation matriarcale qui ignore le rôle du père dans la procréation et pour qui le féminin est un tout indifférencié. Là encore le mythe d'Œdipe met en scène aussi bien les limites du patriarcat que celles du matriarcat.

Ce rappel des anciennes traditions montre à quel point l'interprétation moderne dénature la véritable signification de l'œuvre de Sophocle. En s'appuyant sur la tradition matriarcale et sur l'indignation morale que provoquent l'inceste et le parricide dans la nouvelle société, Sophocle trouve le moyen de porter la tragédie vers des sommets. Il peut compter sur une

---

34 Édouard Schuré, *Les grands initiés*, Librairie académique Perrin, 1960, Pocket, Paris.

dramatisation du récit que les consciences non averties ne manquent pas de produire. Avec cet Œdipe-là, Sophocle ne pouvait pas mieux piéger la pensée rationnelle et en démontrer les limites.

Les conséquences de cette transition entre l'ancienne culture traditionnelle et celle de la modernité athénienne se retrouvent dans la triangulation œdipienne. Alors que le fils fécondant la terre était censé garantir le renouvellement de la prospérité, cette fonction fertile passe dorénavant pour la pire des fautes aux yeux de la modernité. L'attitude de Laïos face à son fils (dont l'oracle annonce qu'il le remplacera sur le trône) illustre ce changement de paradigme.

Pour la nouvelle culture moderne, l'enfant de la préhistoire matriarcale est coupable de parricide et d'inceste. En transgressant ces deux tabous, Œdipe incarne tout ce que la nouvelle civilisation peut reprocher aux enfants soumis au régime matriarcal. Freud s'alignera sur cette position transférentielle. Mais Sophocle ne s'y arrête pas puisqu'il fait de cette traversée symbolique la condition du développement du sujet qu'Œdipe deviendra à Colone. Ni matriarcale ni moderne, sa version du mythe transcende la problématique de la filiation.

La perspective défendue par Sophocle surpasse en effet la guerre des sexes. En vérité, la nouvelle génération réclame une fonction parentale inédite, qui soit édificatrice d'un sujet. Une fonction qui concerne les deux sexes, tout comme la nécessité d'advenir sujet concerne les filles et les garçons. Donner vie au sujet dans l'enfant lui évite un destin similaire à celui d'Œdipe, lui dont les parents furent incapables de le faire advenir en tant que sujet. En même temps qu'il est reconnu dans sa fonction de géniteur, le père devrait apprendre et faire sienne cette fonction édificatrice du sujet chez l'enfant et ainsi se préserver des conflits œdipiens. Il tracerait la voie que devrait tout autant emprunter la mère, ayant à renoncer à sa toute-puissance matriarcale et incestueuse pour advenir elle aussi dans une fonction édificatrice de sujet. C'est l'absence d'une telle fonction chez ses parents qui laisse l'enfant dans l'inceste et le parricide. Toute l'œuvre de Sophocle sur Œdipe en est la démonstration magistrale. En effet, ainsi que je l'ai développé dans *L'intégration transgénérationnelle*[35], cette fonction témoignerait du fait que les parents auraient eux-mêmes intégré leurs héritages et autres aliénations, évitant de les reporter sur leurs enfants. Ils seraient alors symboliquement fertiles dans la mesure où ils donneraient naissance au sujet dans l'enfant. Une telle fertilité serait elle-même le fruit d'un dépassement des oppositions entre les sexes et entre le matriarcat et le patriarcat. Autant le père que la mère ont à advenir dans leur fonction édificatrice[36] afin de ne pas simplement donner naissance à un enfant, mais pour qu'un sujet puisse advenir, quel que soit le sexe de l'enfant, masculin ou féminin.

Avec la conscience du rôle joué par le père dans la conception de l'enfant, et au-delà d'une simple fonction de reproduction biologique, c'est toute la fonction parentale qui est confrontée à sa capacité, ou incapacité, à donner naissance au sujet dans l'enfant. Un « verbe » est ici requis, un verbe édificateur tel qu'il fut attribué au dieu Ptha dans la mythologie égyptienne. En Mésopotamie la légende de Marduk illustre de quelle manière cette nouvelle fonction édificatrice s'est imposée dès l'instant où l'homme a su créer par le seul usage de la parole. Ne nous y trompons pas, cette légende est révélatrice de l'importance de la parole dans cette fonction édificatrice du sujet, celui auquel il faut donner vie. Et lorsque le père

---

[35] Thierry Gaillard (2020), *L'intégration transgénérationnelle*, Génésis éditions, Genève.
[36] Toutes les approches thérapeutiques reconnaissent les vertus pédagogiques ou édificatrices des mythes, leur contribution au bon développement de l'enfant, leur aptitude à nourrir le sujet en lui.

engendre ce sujet chez son enfant, le parricide et l'inceste sont dépassés, les nouvelles générations prospèrent.

Marduk

Marduk doit subir une épreuve déterminante pour devenir le nouveau chef des dieux. Cette épreuve consiste à supplanter l'hégémonie matriarcale par le seul pouvoir de sa parole. Sur un ordre que prononce sa bouche, Marduk doit d'abord détruire un vêtement. Il doit ensuite, toujours sur un ordre sorti de sa bouche, faire réapparaître le vêtement dans son intégralité. En réussissant cette épreuve, Marduk détrône la Grande Mère, Tiamat, jusqu'ici seule à régir l'univers. Le premier geste de Marduk fut alors de séparer la Déesse-Mère pour d'une part créer le ciel, et d'autre part, créer la terre et toutes ses composantes. C'est entre ces deux pôles que l'homme et la vie terrestre s'épanouira. Eric Fromm[37] explique l'importance et la portée du mythe de Marduk. « Afin de vaincre la mère, l'homme doit prouver qu'il n'est pas inférieur, qu'il jouit, lui aussi, du don de produire ; mais puisqu'il ne possède pas le sein qui peut produire, il lui faut produire d'une autre façon : c'est par la bouche, par sa parole, par sa pensée, qu'il va « créer » [...] L'épreuve de Marduk est devenue le thème principal de l'histoire biblique de la Création. Dieu a créé le monde par sa parole. »

Répétons-le, si Œdipe fut parricide et incestueux, c'est parce qu'il n'était pas encore né en tant que sujet. Au-delà de ce qui oppose les politiques matriarcale et patriarcale, une nouvelle fonction édificatrice est demandée aux parents, elle seule permettra la résolution de la problématique œdipienne. En tant que parent, la mère est bien évidemment tout autant

---

37 Eric Fromm, *Le langage oublié*, Payot, 2002, Paris, p. 220-222.

concernée que le père par ce rôle d'édificateur du sujet dans l'enfant. Cerise sur le gâteau, le père et/ou la mère qui advient dans une telle fonction édificatrice est alors assuré d'entrer dans l'histoire, ou dans les Champs Elysées, comme ce fut le cas pour Cadmos, fondateur de Thèbes et aïeul d'Œdipe. Le parent édificateur gagne ainsi son immortalité, à l'instar d'Œdipe devenu un père bienfaiteur à Colone et qui reste vivant dans la mémoire de ses hôtes.

L'inceste et le parricide d'Œdipe qu'évoque l'oracle nous renvoient ainsi à des enjeux autrement plus profonds qu'une première lecture morale pourrait le laisser croire. Ces deux thématiques ne se réduisent pas non plus à une simple prédiction quant à sa vie future. Que le mythe raconte l'histoire comme s'il s'agissait véritablement d'un parricide et d'un inceste, cela n'en constitue qu'une manière de représenter ce qui existait déjà pour Œdipe avant même de naître. Mais lorsque l'on comprend le message symbolique de l'oracle, on dispose aussi de la connaissance nécessaire à la résolution du problème. Personne ne naît pourvu de vœux inconscients d'inceste et de parricide, mais tributaire d'héritages transgénérationnels qui, le cas échéant, aliènent le sujet en soi, l'empêchant d'advenir. C'est par manque d'advenir sujet que l'enfant reste incestueux et parricide, réclamant une fonction édificatrice de la part d'un autre (Thésée pour Œdipe) qui soutienne son émancipation.

Prononcées à une époque où il ne pouvait pas les entendre, dans l'oreille du sujet appelé à naître, les paroles de Tirésias et des oracles sont finalement entendues. Aussi longtemps qu'il est privé d'un verbe, c'est-à-dire d'une parole - celle de Tirésias - qui viendrait articuler son rapport au maternel et au paternel, Œdipe ne pouvait pas s'émanciper de l'hymen maternel tout puissant. Grâce au rétablissement de la vérité longtemps occultée, en découvrant qui étaient ses véritables parents, le sujet en Œdipe peut enfin advenir, c'est-à-dire sortir de la matrice aliénante pour, simultanément, découvrir le vrai visage de son père. Comme tous les fils pris dans un régime matriarcal, Œdipe était parricide sans même le savoir. Et plus généralement, l'homme aliéné par ses héritages transgénérationnels, non encore sujet, se retrouve nécessairement dans une position similaire à celle d'Œdipe.

En même temps qu'il meurt à celui qu'il croyait être, Œdipe renaît donc comme sujet ou, comme un homme de connaissance. Nous le verrons, cette deuxième naissance décharge Œdipe de son aliénation inconsciente et libère l'accès à la connaissance de soi. Ainsi, même si elle est synonyme de tragédie au niveau des apparences, la renaissance d'Œdipe en tant que sujet réveille des ressources insoupçonnées. Il pourra notamment se défendre d'avoir subi plus que souhaité ce destin et arguer de la différence entre celui qu'il fut et celui qu'il incarne dorénavant. Et s'il devient un héros à Colone, c'est précisément pour avoir réussi à transcender - sans la renier – l'histoire qui fut la sienne.

Parallèlement à ce processus intime de renaissance chez Œdipe, sa réalité extérieure se transforme : à l'épidémie de la peste qui décimait Thèbes succédera la perspective d'une prospérité à Athènes. Dans *À propos de la métamorphose d'Œdipe en héros de Colone*[38] j'avais déjà proposé une telle analyse de la transformation de la peste au début du mythe en une prospérité à sa fin comme l'indice d'une émancipation par Œdipe de ses aliénations transgénérationnelles.

Lorsque l'on multiplie les relectures, il apparaît toujours mieux que la version de Sophocle du mythe d'Œdipe contient un tel enseignement : l'homme serait un sujet potentiel, dont le destin serait de se développer, ou d'advenir, au-delà de ses aliénations. Dans la première partie de l'œuvre, Œdipe apparaît

---

38 Thierry Gaillard (2020), *À propos de la métamorphose d'Œdipe en héros de Colone*, Génésis éditions, Genève.

comme un roi aliéné par ses problèmes de filiation au point de ne pas se connaître. Il ne vivait qu'à travers une partie restreinte de sa personne, celle de son ego, ou *persona*, dont les aliénations inconscientes le coupaient de ce sujet mort-né qui sommeillait en lui. Dans la seconde pièce, après avoir découvert le secret sur ses origines, libéré de cette entrave, Œdipe renaîtra à titre de sujet authentique. Si l'épidémie de la peste l'amène au terme de sa première vie, à la mort de l'ego, sa renaissance s'achève avec une garantie de prospérité, comme si, une fois les lois non écrites à nouveau respectées, tout rentrait dans l'ordre.

Les Mystères d'Éleusis

Parallèlement à l'Orphisme ou à la tradition pythagoricienne, la célébration des mystères d'Éleusis, à 20 km d'Athènes, témoigne elle aussi de ces initiations ayant valeur de développement personnel et spirituel. Deux cérémonies avaient lieu chaque année, les petits mystères en début d'année et les grands mystères célébrés au mois de septembre.

Cette initiation était ouverte à tous, hommes et femmes, esclaves, étrangers, à la seule condition, ne pas avoir les mains souillées par le sang, condition qui fit que le tyran Néon y renonça. Lors de la principale cérémonie, les candidats se rendaient à pied depuis Athènes jusqu'à Éleusis en un joyeux cortège, emportant de quoi passer les quelques jours que durait le séjour dans le sanctuaire dédié à Déméter. Des rituels de purification (bains), le sacrifice d'un porcelet et deux jours de retraite et de jeûne préparaient les candidats.

Une fois les « mystes » rassemblés à l'intérieur du sanctuaire, commençait alors une série d'initiations. Celles-ci se rapportaient aux aventures de la fille de Déméter, Perséphone, partagée entre les enfers et la terre, donnant le ton général du voyage qui attendait les candidats. Entre les instants d'effrois et ceux de merveilleuses découvertes, avec l'usage traditionnel d'un encens à base de pavot, dans des lieux mystérieux, tout concourrait à l'expérience initiatique. Celle-ci s'achevait par une grandiose illumination. Georges Méautis[39] précise que « chaque année des milliers de personnes étaient initiés. Le *téleterion*, la grande salle d'initiation, pouvait contenir 3000 personnes à la fin du Ve siècle. Tout ce que nous savons c'est qu'à un certain moment, une lumière éblouissante inondait la salle, obligeant les initiés à fermer les yeux. Le mot même de mystère vient du verbe *muô*, clore les paupières, et cela nous montre que c'était là l'essentiel de la cérémonie. »

Méautis cite un commentaire de Cicéron (*De legibus* II, 14) qui reconnaît qu'Athènes « a donné naissance à beaucoup d'institutions excellentes et divines et les a ajoutées à la vie humaine, mais il n'y a rien de meilleur que ces Mystères par lesquels nous avons passé d'une vie sauvage et farouche à une vie sociable et humaine. On les appelle initiations, et, de vrai, grâce à eux, nous sommes initiés, nous connaissons les principes même de la vie, grâce à eux non seulement nous découvrons la raison de vivre avec joie, mais aussi nous avons un espoir meilleur pour mourir. » En effet, pour les initiés, la vie après la mort semblait ne plus être un sujet d'horreur alors que c'était le cas pour la majorité des Grecs de l'époque. Un peu à l'image de la sérénité affichée par Œdipe lorsqu'il se rend à son dernier rendez-vous. Soulagés, les initiés semblaient avoir acquis la certitude d'une éternité heureuse. La vie sur terre leur apparaissait être comme une invitation à s'y préparer en vivant pour le bien. À l'instar de l'accueil que Thésée accorde à Œdipe, les initiés aux mystères d'Éleusis devenaient plus pieux envers les étrangers comme envers les citoyens. Et de manière générale, ils semblaient jouir d'une vie meilleure après avoir été initiés.

---

[39] Georges Méautis (1959), *Les dieux de la Grèce et les mystères d'Éleusis*, PUF, Paris, p.99.

> Puisque le secret de l'initiation restait bien gardé, sacré, il est difficile de s'en faire une idée plus précise. Les historiens racontent comment Eschyle fut accusé par les prêtres d'Eleusis d'avoir divulgué des connaissances s'y rapportant. « Quelquefois les ministres d'Eleusis se portaient accusateurs. C'est ce qui arriva lors du célèbre procès d'Andocide, dans lequel furent impliqués trois cents Athéniens, et où l'on vit l'Hiérophante lui-même plaider contre le prévenu. Le grand crime, selon les prêtres d'Eleusis, était de révéler les mystères. Révéler ! ce mot était bien vague, et se prête facilement aux interprétations. Aussi vit-on souvent de grands hommes accusés d'impiété sous les plus frivoles prétextes, grâce à l'élasticité du mot fatal. Eschyle risqua d'être condamné à mort pour avoir dans ses pièces des *Sagittaires,* des *Prêtres,* d'*Œdipe,* de *Sisyphe,* d'*Iphigénie,* laissé échapper des traits relatifs aux mystères. Heureusement il prouva qu'il n'avait jamais été initié. »[40]

Alètheia ou la vérité

Pour comprendre les messages que Sophocle transmet dans ses pièces, il faut se réapproprier l'ancienne conception de la vérité, *Alètheia.* Quand la nouvelle civilisation refoule le *mythos* au profit du *logos,* c'est tout le rapport à la vérité qui change. Les conséquences d'une telle mutation sont multiples pour la société athénienne.

Pour les Anciens, *Alètheia* se définissait comme une révélation, à l'image d'un voile qui se lève sur l'essence des choses. Une expérience proche de la contemplation silencieuse, ou de la méditation, qui se situe au-delà des limites habituelles de la pensée. *Alètheia* est avant tout une relation privilégiée avec des aspects subtils du réel, traditionnellement relayées par l'intermédiaire d'une multitude de figures divines ou de forces

---

[40] Louis-Gabriel Michaud, *Biographie universelle ancienne et moderne,* Tome 53, 1832, Paris, Michaud, p.582.

de la nature. Mais lorsqu'elle est reprise par la pensée laïque, c'est la nature même d'*Alètheia* qui est perdue. Marcel Detienne explique qu'une fois « coupée de son fondement, l'*Alètheia* est brutalement dévaluée ; Simonide la rejette comme le symbole de l'ancienne poétique. À sa place, il revendique *to dokein*, la *doxa* »[41]. Le rapport à la vérité, jusqu'alors impersonnelle et intemporelle, peu accessible au commun des mortels, se dénature en même temps qu'il se rationnalise.

À Athènes, la nouvelle manière de parler du monde s'applique à l'ancienne notion de vérité pour se l'approprier et en réduire considérablement le sens. Rationnelle, la vérité devient une fonction et propriété à la mesure des hommes, une vérité-chose. Dans cette mouvance qui va du *mythos* au *logos*, cette rationalisation de la vérité entraîne sa redéfinition. La question de l'accès à la vérité ne dépend plus de la qualité du regard, d'une clairvoyance qui dévoilerait l'essence des choses. C'est dorénavant la raison elle-même qui valide ce que l'on tient pour vrai, comme si le registre des lois écrites par les hommes pouvait se substituer aux anciennes lois non écrites. En même temps qu'elle remet en cause la tradition, la pensée rationnelle perd de vue les fondements de la définition ancestrale d'*Alètheia*. Pour Marcel Detienne « dans l'histoire d'*Alètheia*, nous trouvons le terrain idéal pour, d'une part poser le problème des origines religieuses de certains schèmes conceptuels de la première philosophie et, par là mettre en évidence un aspect du type d'homme que le philosophe inaugure dans la cité grecque ; d'autre part, dégager dans les aspects même de la continuité qui tissent une trame entre pensée religieuse et la pensée philosophique, les changements

––––––––––––––––––––

[41] Marcel Detienne, (2006), *les maîtres de vérité dans la Grèce archaïque*, Librairie Générale de France, Paris, p.194.

de signification et les rupture logiques qui différencient radicalement les deux formes de pensée. »[42]

Martin Heidegger aussi explique qu'*Alètheia* ne renvoie pas à des vérités-choses, mais au dévoilement d'une autre réalité, celle de l' « Être », cet espace dans lequel le monde trouve à faire sens. La définition même du mot renvoie au processus de dévoilement d'une réalité autre, le plus souvent oubliée ou inaccessible à la raison. En effet, le mot *Alètheia* se compose du grec *Léthé* qui signifie l'oubli et du préfixe « a » comme négation, c'est-à-dire comme levée de l'oubli, ou le non-oubli. *Alètheia* ne se réduit donc pas à la description d'un objet, aussi fidèle puisse-t-elle être. Elle se trouve autant dans la qualité du regard que dans le spectacle qui se livre à cette condition. Consacré en psychologie, le terme d'*insight* désigne ce genre de prise de conscience, encore qu'il s'agisse plutôt d'un événement accidentel et non pas d'un processus maîtrisé. À l'image de ce qui est inconscient, objet d'attention des psychanalystes, *Alètheia* relève d'un intemporel, à la fois passé, présent et futur. Accéder à la plaine d'*Alètheia*, comme le dit Platon, dépend d'un art de voir au-delà des apparences, saisissant l'essence des choses. Celui qui y parvient triomphe des limites du temps et de l'espace. Tirésias en fait la démonstration à Œdipe lorsqu'il lui révèle ce qui fut caché puis oublié. Il aurait reçu de Zeus le don de la divination ainsi que d'autres facultés extraordinaires. Dans les termes métaphoriques ou symboliques de l'ancienne culture, il est de ces initiés qui accèdent à la plaine d'*Alètheia*, où l'âme est légère, où le temps n'existe pas.

Dans cette perspective, *Alètheia* détient sa propre autorité, celle des lois non écrites de la vie. Sophocle fait référence à ces forces supérieures dans la confrontation entre Tirésias et Œdipe. Rappelons qu'Œdipe menace et insiste tant que

---

[42] Marcel Detienne (2006), ibidem, p. 57-58.

Tirésias fini par céder. Une fois la vérité dite, laconique, le devin explique : *Ce jour te verra mourir et naître à la fois.* Cette initiation agit comme la foudre qui éclaire brièvement une nouvelle scène, inoubliable, lourde de sens, plus vraie, mais insupportable pour Œdipe qui n'y est pas préparé. Tirésias s'en doutait, raison pour laquelle il tenta l'esquive. Incapable de se hisser à la hauteur de vue que possède Tirésias, en tous cas pour l'instant, Œdipe réduit le souvenir de sa brève incartade dans la plaine d'*Alètheia* en une vérité-chose, synonyme de tragédie, tel un fruit devenu vénéneux une fois sorti du jardin d'Eden. L'antidote consistera à retrouver l'entrée d'*Alètheia* pour remettre la pomme dans son biotope d'origine, neutraliser sa toxicité et lui rendre sa saveur. Mais pour l'heure, la réaction colérique d'Œdipe, humaine, trop humaine, fatigue celui à qui l'on réclame la vérité pour ensuite la lui reprocher. À quoi Tirésias se contente de répondre, « je demeure hors de tes atteintes : en moi vit la force du vrai ». En effet, la personne de Tirésias n'y est pour rien. Il n'est qu'un porte-parole d'une vérité qui surpasse celles faites, ou voulues, par les hommes. À en croire ce passage d'Euripide dans *Les Phéniciennes*, confrontés à l'ignorance, les devins de cette époque, comme bon nombre d'interprètes de l'inconscient aujourd'hui, savaient le prix de la vérité. « Voilà tu es en possession de tout ce que nous savons » dit Tirésias à Créon. Puis à l'enfant qui guide ses pas, « Reconduis-moi, mon enfant. À la maison ! Tout homme qui pratique l'art divinatoire fait œuvre inutile : s'il a le malheur de donner des mauvais présages, il s'attire la haine de ceux pour qui il observe les oiseaux. »[43] En effet, au sein d'une société qui confie son avenir au débat d'idées philosophiques et politiques, l'amour de la vérité pour elle-même n'a plus de partisans. Une parole qui ne servirait pas une volonté de faire adhérer l'autre à ses

---

[43] Euripide, « Les Phéniciennes », traduction de Marie Delcourt-Curvers, dans *Tragédies Complètes*, Folio 1989, Paris, p. 181.

croyances, de cultiver un même besoin de fuir ensemble certaines vérités, cette parole est refoulée au même titre que le sujet œdipien. Elle rappelle le monde de l'enfance, elle renvoie à l'aliénation du sujet en soi et dénonce l'anthropocentrisme nouveau. Une telle parole ne peut que provoquer transferts et malentendus chez celles et ceux qui ne s'y entendent pas.

Pour Marcel Detienne si la parole de Tirésias « échappe à la temporalité, c'est essentiellement parce qu'elle fait corps avec des forces qui sont au-delà des forces humaines. Des forces qui ne font état que d'elles-mêmes et prétendent à un empire absolu. À aucun moment, la parole du poète ne cherche l'accord des auditeurs, l'assentiment du groupe social ; celle du roi de justice pas davantage : elle se déploie avec la majesté d'une parole oraculaire ; elle ne vise pas à établir dans le temps un de ces enchaînement de mots qui tirent leurs forces de l'approbation ou de la contestation des autres hommes. Dans la mesure où la parole magico-religieuse transcende le temps des hommes, elle transcende aussi les hommes : elle n'est pas la manifestation d'une volonté ou d'une pensée individuelle, elle n'est pas l'expression d'un agent, d'un moi. »[44]

Même sans le réaliser, la nouvelle démocratie athénienne est menacée par cette perte du rapport à la vérité-*Alètheia* que la tradition respectait. Sophocle en est bien conscient, et c'est peut-être une des raisons pour lesquelles il fut sollicité pour faire partie de ces dix conseillers chargés de sauver la cité sur le déclin. La chronique des événements à Athènes laisse entendre les faiblesses de cette collectivité qui oscille entre sa révolte contre les traditions et l'établissement de ses propres lois sensées garantir sa prospérité. Thucydide insiste sur la confusion des Athéniens dans cette période qui commence après la mort de Périclès et qui s'étend jusqu'à la fin de la vie de

---

[44] Marcel Detienne (2006), *Les maîtres de vérité dans la Grèce archaïque*, Librairie Générale de France, Paris, p. 123.

Sophocle, pour, deux années plus tard, en 402, voir la capitulation de la cité. L'état de guerre civile à Athènes produisit une telle confusion dans les idées, que « les mots perdirent leur sens et leur valeur.»[45] Le rapport à la vérité semble alors s'être perdu. En 405 av. J.-C. par exemple, les Athéniens se seront laissé tromper par la prestation oratoire des détracteurs et harangueurs (encore des sophistes) réclamant et obtenant la tête de ses propres généraux. Ceux-ci, d'abord célébrés pour leur victoire navale dite des *Arginuses* contre Sparte, seront en effet exécutés, jugés coupables d'avoir laissé des morts sans sépulture, sans qu'ils puissent faire valoir qu'une tempête empêchait les sauvetages. Les Athéniens regrettent ensuite leur erreur d'appréciation et mettent en accusation les instigateurs du procès qui réussissent à s'enfuir. Athènes ne se relèvera pas de telles erreurs.

Un tel climat éloigne les sages de la cité, laquelle en aurait pourtant bien besoin. Mais rendre des comptes à la collectivité n'a jamais été une source de préoccupations pour les sages et les initiés. Lorsque l'on côtoie les dieux, convaincre ou séduire les incultes importe peu. D'autant qu'il est inutile d'essayer de partager ce rapport à l'*Alètheia* par la rhétorique ou par toutes autres approches rationnelles. Sa transmission répond à des règles subtiles, elle opère en fonction d'un partage d'expériences[46], au rythme des initiations et de leurs approfondissements. Marcel Gauchet précise l'origine et le type de transmission de ces savoirs traditionnels. « Notre manière de vivre, nos règles, nos usages, ce que nous savons, c'est à d'autres que nous les devons, ce sont des êtres d'une autre nature que nous, des Ancêtres, des Héros, des Dieux, qui les ont établis ou instaurés. Nous ne faisons que les suivre, les imiter ou répéter ce qu'ils nous ont appris. Par essence, en

---

[45] Thucydide, *Livre II*, Les Belles Lettres, 2009, Paris, 3.82.3-4.
[46] Pour ces mêmes raisons, la psychanalyse ne saurait se transmettre autrement que par le bais d'une analyse personnelle, « initiatique ».

d'autres termes, tout ce qui règle les travaux et les jours est reçu : de grandes obligations et menus gestes, toute l'armature dans laquelle se coule la pratique des présents-vivants procède d'un passé fondateur que le rite vient en permanence réactiver comme inépuisable source et réaffirmer dans son altérité sacrée. »[47]

Comme l'explique Jean-Pierre Vernant, « les sages sont, dans le groupe social, des individualités en marge que singularise une discipline de vie ascétique : retraites au désert ou dans des cavernes ; végétarisme ; diète plus ou moins totale ; abstinence sexuelle ; règle du silence, etc. Leur âme possède l'extraordinaire pouvoir de quitter leurs corps et de le réintégrer à volonté, après une descente dans le monde infernal, une pérégrination dans l'éther ou un voyage à travers l'espace qui les fait apparaître à mille lieues de l'endroit où ils gisent, endormis dans une sorte de sommeil cataleptique. [...] C'est dans ce climat religieux très spécial que prend corps une théorie de la métensomatose explicitement rattachée à l'enseignement des premiers sages. [...] Entre la maîtrise de l'âme, son évasion hors du corps et la rupture du flux temporel par la remémoration des vies antérieures, il y a une solidarité qui définit ce qu'on a pu appeler le shamanisme grec et qui apparaît encore pleinement dans le pythagorisme ancien. »[48] Le *Corpus Hermeticum* souligne aussi cette différence entre la raison partagée par le commun des mortels et cette intelligence que développe celui qui s'initie au monde : « La raison donc ô Tat, Dieu l'a donné en partage à tous les hommes, mais il n'a plus fait de même pour l'intellect. Non qu'il ait éprouvé de l'envie à l'égard de quiconque, car l'envie ne vient pas de làhaut, c'est ici-bas qu'elle se forme dans les âmes des hommes

---

[47] Marcel Gauchet (1985), *Le désenchantement du monde*, Gallimard, Paris, p. 13.

[48] Jean-Pierre Vernant et Pierre-Vidal-Naquet (1990), *La Grèce ancienne*, 1. Du mythe à la raison, Seuil, Paris, pp. 213-214.

qui ne possèdent pas l'intellect. - Pourquoi donc ô père, Dieu n'a-t-il pas voulu donner l'intellect en partage à tous ? - C'est qu'il a voulu, mon enfant, que l'intellect fût présenté aux âmes comme un prix qu'elles eussent à gagner. »[49]

Pour Marcel Detienne, « D'Empiménide à Parménide le contexte social n'est plus le même : le mage vit à l'écart de la *Polis*, en marge de la société. Au contraire, le philosophe est soumis au régime de la Cité, et, par là, à des exigences de publicité. Il est contraint de quitter le sanctuaire de la révélation : l'*Alètheia* lui est donné par les dieux, mais, en même temps, sa vérité se soumet, sinon à la vérification, du moins à la confrontation. »[50]

Avec la chute du roi Œdipe, Sophocle dénonce le risque encouru par la nouvelle culture rationnelle de perdre ses racines et de se perdre elle-même. Et comme l'histoire nous l'enseigne, il ne faut pas sous-estimer les dégâts dont est capable une démocratie privée de tels repères. Pour mémoire, rappelons le sort tragique de l'école fondée par Pythagore, pourtant célèbre et respectée bien au-delà de ses frontières. Les historiens racontent de quelle manière, Cylon de Crotone, déclaré inapte à suivre les initiations, profite du mouvement démocratique pour se venger et pousser une foule jalouse à détruire l'école. Les exemples sont multiples. À Athènes, la condamnation de Socrate dénonce les dérives d'une démocratie devenue aveugle. Comme lui, tous les esprits d'avant-garde, de Copernic à Freud, en passant par Galilée, se retrouveront dans l'inconfortable position de devoir s'expliquer sur une réalité invisible aux yeux du commun des mortels. Dodds dresse un même constat : « les indices dont nous disposons suffisent amplement à démontrer que le grand Siècle de Lumières en

---

[49] Hermès Trismégiste, *Le Corpus Hermeticum*, Tome I, Les Belles Lettres, Paris, p. 50.
[50] Marcel Detienne (2006), *Les Maître de Vérité dans la Grèce archaïque*, Librairie Générale Française, Paris, p.234.

Grèce fut aussi, comme notre époque actuelle, un siècle de persécution – savants bannis, pensée mise entre œillères, et même, [...], livres brûlés. »[51]

Perdre la vérité sur la filiation

La double parentalité d'Œdipe dénonce cette faille grandissante entre une perception superficielle de la réalité partagée par une majorité, et une autre plus profonde, plus vraie, perçue par une minorité. Elle témoigne de cette autre réalité, laquelle opère de manière invisible pour transmettre les lacunes d'intégration d'une génération à l'autre. L'analyse transgénérationnelle de l'œuvre de Sophocle révèle l'importance que joue cette autre facette (inconsciente) du visage parental, la vérité dans le sens d'*Alètheia*. Dans cette perspective, la renaissance d'Œdipe correspond à l'intégration non pas des images parentales superficielles, Polybe et Mérope, mais de ses véritables origines, passant par Laïos et Jocaste, pour naître et devenir un sujet à part entière.

La découverte de la vérité sur ses véritables origines apparaît alors comme le point de départ d'une initiation qu'Œdipe arrache à Tirésias. La vérité-*Alètheia* est ici clairement salvatrice même si l'épreuve est douloureuse. Tout extérieure où elle se cantonnait avec la peste, la tragédie pénètre en Œdipe, dorénavant tourmenté de l'intérieur. Jung a repéré ce phénomène transférentiel que Sophocle exploite avec l'apparition de la peste. « Une détresse intérieure peut se métamorphoser, se concrétiser en un malheur extérieur, et, tant que règne l'état de besoin qu'il entraîne, tant qu'il règne sans affection, mais dans sa vérité et son acuité première, le problématisme psychique demeure muet et latent. »[52] Un

---

[51] Eric Dodds (1977), *Les Grecs et l'irrationnel*, Flammarion, Paris, p. 189.

[52] Carl Gustav Jung (1964), *Dialectique du Moi et de l'inconscient*, Gallimard, Paris, p. 104.

mouvement qui va dans les deux sens, et, en l'occurrence la peste va révéler la détresse intérieure d'Œdipe qui ne s'en doute pas le moins du monde Aussi lourd de conséquence soit-il, ce déplacement amorce l'intégration des aliénations, concentrées jusqu'alors sur l'extérieur avec la peste.

Même s'il souffre de rencontrer un monde hostile lorsqu'il sort de la matrice dont il était prisonnier, Œdipe pourra donner un sens à son destin et l'intégrer. La stérilité du couple formé par Laïos et Jocaste n'était pas guérie avec la naissance d'Œdipe. Leur stérilité concerne ce sujet en Œdipe qu'un tel couple ne saurait engendrer, trop aliéné pour assumer une fonction édificatrice. La peste qui rend stériles les cultures, les élevages et les humains, comme Sophocle la décrit au début d'*Œdipe-roi*, est à l'image de ce qu'Œdipe doit affronter pour naître en tant que sujet, c'est-à-dire la stérilité de ses parents. Le comprendre c'est rejoindre cette dimension de la vérité-*Alètheia* des Anciens. Lucide, Sophocle joue sur le contraste des possibilités de lectures, traditionnelle d'un côté et moderne de l'autre, sans perdre le fil du processus qui conduira à la guérison d'Œdipe à Colone.

L'école de Pythagore

Né sur l'île de Samos au VIème siècle av. J.-C., Pythagore a cumulé les initiations dans divers hauts lieux du bassin Méditerranéen avant de fonder son école à Crotone en Italie du sud. L'école connut un grand succès et son rayonnement fut important. Toutes sortes de disciplines étaient au programme : les mathématiques[53], la géométrie, la musique et les harmonies musicales, la physique, les philosophies et autres disciplines spirituelles ou ésotériques. Pythagore prédit certains événements, et comme d'autres mystiques de son

---

[53] Dont le fameux théorème de Pythagore.

temps, il se rappelle ses vies antérieures (métempsychose).

Jean-François Mattéi précise que « Pythagore prétendait avoir été Aethalide, fils du dieu Hermès, qui avait accordé à son fils le don de se souvenir de ses vies antérieures ; puis Euphorbe le Troyen, que Mélénas devait blesser à Troie, le premier homme à tracer des figures géométriques ; son âme aurait alors émigré dans le corps d'Hermotime le devin qui, pour prouver son ascendance, montra aux prêtres de Didyme le bouclier consacré par Mélénas à son retour de Troie ; il fut enfin le pêcheur Pyrrhos avant de renaître sous la forme de Pythagore. »[54]

Depuis l'Antiquité et encore aujourd'hui, la transmission de telles compétences et connaissances était réservée à celles et à ceux qui s'y étaient préparés, en procédant par étapes. Il ne s'agissait pas tant d'une ségrégation élitaire que d'une précaution visant à protéger le sujet d'une exposition trop abrupte à des vérités déstabilisantes. Dans le cas d'Œdipe, soudain confronté à la parole de l'oracle une première fois, puis à celle qu'il arrache à Tirésias une seconde fois, la vérité est traumatisante.

Pour des raisons inhérentes à la nature des initiations, pour en préserver un usage approprié et ne pas risquer d'être déformées ou détournées, les initiés devaient garder secrètes leurs initiations.

Après l'examen d'admission, en guise de première étape à la pleine maîtrise de soi, les disciples devaient garder le silence pendant trois années, une épreuve destinée à éprouver leurs résolutions. Les enseignements étaient strictement protégés et les règles de transmission obéissaient à des lois connues des seuls initiés. Les clefs d'interprétation des *Akousmatas*, ou

---

[54] Jean-François Mattéi (2008), *Pythagore et les pythagoriciens*, PUF, Paris, p. 10.

choses entendues de l'école pythagoricienne, devaient elles aussi rester secrètes. Certains traducteurs considèrent cependant qu'une de ces *Akousmata*, ou précepte, « *ne donne pas facilement la main droite au premier venu*[55] » signifiait qu'il ne fallait pas tendre la main pour élever les profanes sans initiations. Encore moins fallait-il leur donner des instructions ou des leçons prématurément. L'histoire rapporte que les pythagoriciens préféraient mourir plutôt que de trahir leurs secrets, ou encore, comme Timycha de Sparte, se couper la langue à coup de dents plutôt que risquer de révéler sous la torture les initiations secrètes.

---

[55] Alexandre Hasnaoui, *Pythagore*, Les Belles Lettres, Paris, p.144.

II
Athènes, berceau de notre civilisation

Pour véritablement saisir toute la portée du message que Sophocle nous a laissé avec son œuvre sur Œdipe, il faut encore mieux pénétrer le contexte de son époque. Pour Georges Méautis, en éclairant « les circonstances historiques qui accompagnèrent sa composition et sa représentation, *Œdipe à Colone* apparaît comme quelque chose de plus grand qu'une œuvre littéraire, elle est le testament d'une époque et d'un homme, la dernière œuvre de la grande Athènes, l'Athènes du VIe et du Ve siècle. »[56]

Sophocle à Athènes

Une année après la disparition de Pythagore, Sophocle verra le jour en 496 av. J.-C. à Colone, une bourgade d'Athènes. Son père était un riche propriétaire qui s'occupait d'industrie et sa famille détenait le sacerdoce d'un dieu guérisseur Amynos. Pierre Vidal-Naquet explique que Sophocle est un « homme pieux, membre d'un groupe rendant un culte au héros-médecin, Amynos (le Secourable). »[57] Sophocle reçut une

---

[56] Georges Méautis (1957), *Sophocle, essai sur le héros tragique*, Albin Michel, Paris, p.38.

[57] Pierre Vidal-Naquet (1994) « Œdipe à Athènes », dans *Œdipe et ses mythes*, avec Jean-Pierre Vernant, Edition Complexe, Paris, p. 88.

éducation privilégiée, aussi en gymnastique, une discipline importante dans le pays des olympiades, précurseurs de la fameuse devise « mente sana in corpo sano[58] ». Un certain Lampros assura sa formation musicale et, à seize ans, Sophocle est choisi pour conduire le chœur de jeunes gens lors de la célébration de la victoire navale de Salamine en 480 av. J.-C. Il vivra ensuite dans la capitale, Athènes, et y mourra vers 406, âgé de quatre-vingt-neuf ans.

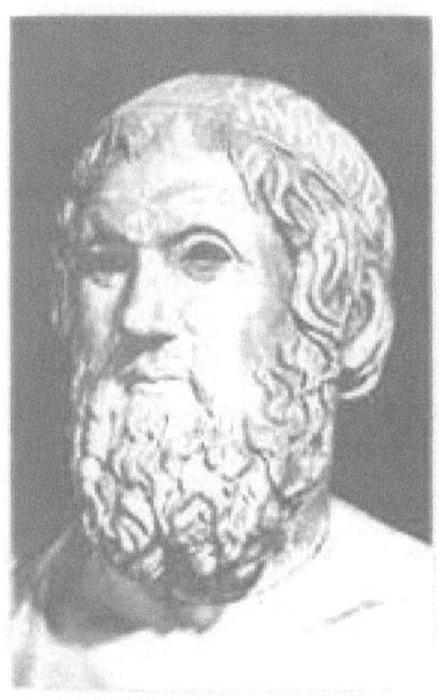

Personnalité marquante de la société Athénienne, son bon caractère lui valut d'être apprécié de tous. Il ne se contenta pas d'être un auteur tragique de génie mais contribua de multiples façons à l'essor culturel d'Athènes. En 443 av J.-C., il fut chargé de gérer le trésor de la ligue de Délos, constitué à l'origine pour lutter contre les ennemis de la Grèce avant d'être centralisé à Athènes. À deux reprises il officiera comme stratège militaire, notamment en 440 lors de l'expédition contre Samos.

Nous le comprenons, en marge de son travail d'auteur, Sophocle assuma de multiples fonctions, d'administrateur, de stratège, mais également un rôle plus traditionnel et religieux, notamment à propos du dieu guérisseur Asclépios qu'il accueille le premier à Athènes, dans sa propre maison.

---

[58] « Un esprit sain dans un corps sain »

Aux côtés d'Eschyle, l'inventeur de la tragédie, et d'Euripide, Sophocle figure parmi les plus grands poètes tragiques Grecs. Il remporta le grand concours annuel à vingt-quatre reprises et sera deuxième les autres fois. De ses nombreuses pièces, plus d'une centaine selon les estimations, il ne nous en reste que sept. Parmi celles-ci, il y a la fameuse histoire d'*Antigone* écrite avant les deux pièces que Sophocle consacre à Œdipe. D'abord *Œdipe-roi* vers 420, puis, une douzaine d'années plus tard, *Œdipe à Colone*, qui sera sa dernière pièce, une ultime révérence avant de rejoindre les Immortels en 406. Après vingt-sept années de guerres contre les Spartes, il n'assistera donc pas à la défaite historique d'Athènes de 404. En 401, ce sera son petit-fils, Sophocle le Jeune, qui présentera *Œdipe à Colone* au public.

Chronologie

594	*Débuts de la démocratie à Athènes avec Solon. Les dettes sont effacées, et l'esclavage pour cause de dette est dorénavant proscrit.*
508	*Clisthène, membre d'une des plus grandes familles d'Athènes, les Alcméonides, concéda au peuple la participation aux décisions politiques et aux fonctions politiques en échange de son soutien.*
497	*Mort de Pythagore.*
496	*Naissance de Sophocle.*
484	*Naissance d'Hérodote. Eschyle remporte le prix de la tragédie.*
477	*Début de la suprématie athénienne en Grèce.*
468	*Sophocle remporte sa première victoire tragique avec* Triptolème. *Naissance de Socrate.*
461	*Début de « l'âge d'or » ou « siècle de Périclès »*

440	*Sophocle présente* Antigone. *Il devient un des généraux d'Athènes lors de la guerre contre Samos, où il rencontre Hérodote.*
431	*Commencement de la guerre du Péloponnèse qui durera jusqu'en 404 avec la victoire des Spartes et l'effondrement d'Athènes.*
430	*La peste se déclare à Athènes. Pendant quatre années, des vagues d'épidémie décimeront un tiers de la population.*
420	*Entre 430 et 420, composition puis représentation de* Œdipe-roi.
413	*Destruction de l'armée athénienne en Sicile et crise politique grave. Sophocle est nommé membre du comité de salut public.*
411	*Chaos et révolution à Athènes : Sophocle est nommé au conseil des quatre-cents.*
409	*Sophocle présente* Philoctète.
406	*Mort de Sophocle*
404	*Capitulation d'Athènes et fin de la guerre du Péloponnèse.*
401	Œdipe à Colone *est mis en scène par le petit-fils du poète, Sophocle le Jeune.*

Sophocle a environ soixante ans quand Socrate distille sa philosophie dans les rues d'Athènes. Après le désastre de l'armée athénienne en Sicile, il a quatre-vingt-trois ans lorsqu'il est élu membre des dix conseillers chargés de rétablir l'ordre dans une cité en crise. Démocrate convaincu, il avait néanmoins de nombreux amis issus des familles nobles. Proche de Phidias, sculpteur et architecte réputé qui contribua à la grandeur d'Athènes, Sophocle entretenait aussi des liens forts avec l'homme d'état le plus influent de cette époque, le légendaire Périclès. Parmi les grandes figures que l'histoire retiendra, mentionnons encore un autre de ses amis, Hérodote, célèbre pour ses écrits sur les mœurs et les croyances qu'il collectionna à l'occasion de ses nombreux voyages, notamment en Egypte. À son époque, la possibilité de repenser le monde de manière rationnelle ne manquait pas de séduire les esprits. Les capacités d'abstraction semblaient infinies, par exemple en des formules mathématiques que les théorèmes de Thalès et de Pythagore illustrent à merveille. Mais s'il est progressiste et démocrate, bien avisé des progrès de la raison, de la physique ionienne, des écrits d'Hippocrate, contrairement à d'autres, Sophocle ne s'éloigne pas pour autant des anciennes traditions.

Geneviève Winter rappelle que « sa vie de citoyen coïncide avec l'apogée puis le déclin d'Athènes. [...] En 413, il fait partie des dix citoyens exemplaires choisis pour faire face à une situation très troublée qui amène au pouvoir le régime oligarchique des Quatre-Cents (411). Le poète a également exercé des fonctions religieuses : en 421, prêtre du héros-guérisseur Amynos, il favorise l'instauration du culte d'Asclépios. [...] La gloire de Sophocle, héroïsé après sa mort sous le nom de Dexios, l'Accueillant, se confond avec celle d'Athènes.»[59] L'estime dont il jouissait auprès de ses conci-toyens se mesure à cet honneur d'avoir accueilli dans sa demeure la statue du dieu Asclépios dont le temple était encore en construction. Son héroïsation posthume sous le nom de Dexios, (l'Accueillant), fait certainement référence à son humanisme et à son hospitalité envers Asclépios. Charles Kerényi[60] précise que les Athéniens bâtirent pour Asclépios « un sanctuaire sur la pente sud de l'Acropole, dans un site abrité du vent, auprès de sources auxquelles on attribue,

---

[59] Geneviève Winter (2001), *Œdipe-roi*, Bréal, Paris, pp. 25-26.
[60] Charles Kerényi (1948), *le médecin divin*, traduit de l'allemand par V. Baillods, Edité par Ciba SA, Bâle, p.79.

aujourd'hui encore, des vertus curatives. » L'entrée du dieu guérisseur à Athènes en 420 av J.-C. n'est pas le fait du hasard puisqu'elle fait suite à la peste qui décima, de 430 à 426, un tiers de la population, dont Périclès. Deux siècles plus tard, en 219, à son tour Rome introduira le culte d'Asclépios pour lutter contre une épidémie de peste.

Asclépios

Asclépios – Esculape pour les Romains - est un des fils de Zeus. Ce dernier confie Asclépios au centaure Chiron afin qu'il l'instruise à l'art de la guérison. Après que Persée ait tuée la Gorgone et finalement donné sa tête à Athéna, cette dernière donne à Asclépios deux fioles de son sang. La première permet de guérir les blessures et de ressusciter les morts, tandis que la seconde est un violent poison. En tombant sur le sol, des gouttes donnent naissance à des serpents, ils sont à l'origine du célèbre caducée d'Asclépios, qui représente un serpent enroulé autour d'un bâton.

L'art d'Asclépios atteint un tel degré qu'il parvient en effet à ressusciter des morts. Des exploits qui seront punis par Zeus qui foudroie son fils pour cause d'usurpation. Reconnaissant par la suite les bienfaits qu'Asclépios avait apportés aux humains, Zeus en fait un dieu et lui donne une place parmi les étoiles. Un culte lui est alors dédié et les prêtres guérisseurs deviennent les Asclépiades. Hippocrate (460-377 av. J.-C.), père de la médecine « scientifique » est un descendant direct d'une dynastie d'asclépiades.

Asclépios est également vénéré à Delphes dès le Ve siècle av. J.-C. et à Athènes après la « peste » de 430-429 av. J.-C. Sophocle, déjà prêtre d'un héros guérisseur, Amynos, joue un rôle important dans son implantation à Athènes.

L'essor philosophique et métaphysique

Le contexte social et politique de l'époque de Sophocle est exceptionnel à plus d'un titre. Les développements démocratiques et philosophiques marquent un tournant dans l'histoire des civilisations. Les régimes de type oligarchique ont déjà cédé leurs droits ancestraux à des citoyens élus par leurs pairs. De nouveaux principes s'établissent tels que la liberté individuelle et l'isonomie, c'est-à-dire l'égalité devant la loi. Dans l'ensemble, la participation des citoyens d'Athènes à la gestion des affaires de la ville va crescendo tandis que les familles nobles abandonnent leurs privilèges. Dans les *Suppliantes*, Euripide souligne l'importance de l'écriture dans ce nouveau mouvement démocratique : « une fois les lois écrites, le faible et le riche jouissent d'un droit égal ». Dans un même élan Marcel Detienne observe la naissance d'une nouvelle mythographie : « en Grèce, la mythologie, cela s'écrit. En devenant mythographie, les récits changent de nature en ce qu'ils échappent en partie au travail de la mémoire et de la transmission orale. »[61]

Comme déjà mentionné, la vie de Sophocle couvre ce que l'on appelle le siècle d'or, ou « siècle de Périclès », cette période de l'histoire qui fera de la Grèce le berceau de notre civilisation. La ville d'Athènes est alors le phare du monde grec, attirant à elle artistes, savants, poètes, historiens et philosophes. Les sophistes, redoutables orateurs, donnent des leçons sur l'art de la politique, plaçant l'homme et son action au centre de toutes choses. La toute-puissance jusqu'ici accordée aux dieux semble à portée de main des mortels. Le nouveau triomphe de la pensée rationnelle offre du pouvoir à qui sait le mieux s'en servir et chacun peut prétendre imposer ses propres vues. Les anciens fils de la Mère-Terre sont remplacés par les nouveaux

---

[61] Marcel Detienne, « Qu'est-ce qu'un mythe ? » dans *Mythe et mythologie*, Le Point, Hors-série no 14, 2007, Paris, p.9.

enfants de la cité-état, des individus qui dorénavant dictent leurs lois, comme s'il s'agissait de la conséquence ultime du passage d'une culture traditionnelle à la modernité.

Avant la philosophie métaphysique, André Bonnard nous dit que « la littérature grecque est principalement poésie. Le poète est pour les hommes du Vème siècle l'éducateur de la jeunesse et l'éducateur de la cité. Dès Platon et après Platon, la littérature grecque est principalement sagesse, sciences, philosophie. Le philosophe, le savant, non le poète, est l'éducateur des individus et des cités. On se détourne d'Homère et de l'hellénisme qui en découle. "Cher Homère, dit un personnage de *La République* de Platon, quelle cité s'est grâce à toi mieux administrée ? " De là la fameuse condamnation prononcée par Platon contre la poésie, Homère le tout premier. »[62]

La révolution culturelle athénienne génère une nouvelle identité, individuelle et citoyenne, une fonction active dans le destin de la cité. Y appartenir suppose de s'y adapter, un assujettissement apparemment profitable. N'est toutefois pas citoyen qui veut. La filiation reste le critère dominant. Elle seule autorise à faire valoir ses droits, notamment le droit de vote. Pour être citoyen, il faut être né de père athénien et d'une mère fille de citoyen. Les métèques (grecs, mais étrangers à la cité, placés sous la responsabilité obligatoire d'un logeur), les barbares (étrangers non grecs), les femmes et les esclaves sont exclus de la communauté politique.

Robert Flacelière précise que « l'opinion publique est très sévère pour quiconque paraît se désintéresser des affaires de l'Etat, et il faudra attendre la fin du IVe siècle, [...] pour qu'une école philosophique, celle d'Épicure, ose conseiller au sage de s'occuper exclusivement de ses affaires personnelles, de son

---

[62] André Bonnard (1959), *Civilisation grecque*, tome 3, La Guilde du Livre, Lausanne, p. 83.

propre bonheur. »[63] Alternative au créneau des sophistes qui ne jurent que par l'art de discourir sur la scène publique, Socrate et ses disciples défendront la fameuse devise du temple de Delphes : *connais-toi toi-même et tu connaîtras l'univers et les Dieux*. Les stoïciens, les cyniques, les sceptiques, ainsi que d'autres écoles philosophiques alimenteront et attiseront les querelles philosophiques athéniennes.

La mutation du régime oligarchique en démocratie à Athènes est un sujet que Sophocle traite dans son œuvre sur Œdipe. Le changement de statut d'Œdipe, d'abord roi à Thèbes avant d'être à Athènes cet étranger à qui l'on accorde l'hospitalité, illustre parfaitement la transformation politique de l'époque. L'helléniste Pierre-Vidal Naquet précise que « L'abolition de la tyrannie à Athènes ne date que de 510 et Œdipe n'est pas le seul personnage tragique à être un *tyrannos*. Le droit (la *diké*) conteste la tradition nobiliaire et tyrannique, mais il s'agit d'un droit qui n'est pas encore fixé. La tragédie oppose constamment une *diké* à une autre, et l'on voit le droit se déplacer et se transformer en son contraire, ainsi dans les dialogues entre Antigone et Créon, entre Créon et Hémon, ainsi dans *Œdipe-roi* où le héros est à la fois enquêteur agissant par délégation de la cité et l'objet même de l'enquête. »[64]

Mais Sophocle évite d'opposer l'ancienne culture poétique et religieuse au nouveau discours rationnel pour transcender les différences prendre le meilleur de ces deux mondes. Peut-être partageait-il l'opinion de Pythagore pour qui « *le pouvoir*

---

[63] Robert Flacelière (1977), *La vie quotidienne en Grèce au siècle de Périclès*, Farmot, Genève, p.43.
[64] Pierre Vidal-Naquet (1994), *Œdipe et ses mythes*, Edition Complexe, Paris, p. 92.

doit revenir à ceux qui détiennent un savoir dans lequel science et religion sont les deux faces d'une même réalité. »[65]

Aussi importants soient-ils, les développements d'un projet démocratique et ceux d'une philosophie de la raison n'éloignent donc pas Sophocle de son ancrage traditionnel. Il traite de l'actualité athénienne par la méthode la plus appropriée dont il dispose, conjuguant art, message symbolique et respect des lois non écrites. Une tradition que confirme André Bonnard : « Au vrai, la tragédie n'est pas autre chose que la réponse du peuple athénien, donnée en verbe poétique, aux pressions historiques qui ont fait de ce peuple ce qu'il est : défenseur de la démocratie (si étroit qu'en soit les soubassements à cette époque) et de la liberté des citoyens. [...] Sur le plan de la tragédie, la mission propre du poète est d'être l'éducateur des hommes libres. »[66] Lorsqu'un auteur tragique y parvient, il reçoit en retour les honneurs de ses concitoyens reconnaissants. C'est ainsi que le succès d'*Antigone* valut à Sophocle d'être nommé général à l'occasion d'une expédition contre Samos. Les Athéniens avaient apprécié sa façon de porter à la scène la problématique des lois de la cité défendues par Créon face aux lois sacrées, non écrites, que défendait Antigone, attachée au respect dû aux morts.

Eric Fromm soutient que « la philosophie de Sophocle s'exprimant dans la trilogie œdipienne, doit se comprendre comme le mixte de son opposition au sophisme contemporain et de sa sympathie pour les vieilles idées d'une religion ennemie de l'Olympe. Au nom de ces deux principes, il proclame que la dignité de l'homme et la sainteté des nœuds humains, jamais, ne doivent se subordonner aux revendications inhumaine et autoritaire de l'État ou à des considérations

---

[65] Alexandre Hasnaoui (2007), *Pythagore, un dieu parmi les hommes*, Les Belles Lettres, Paris, p. 16.
[66] André Bonnard (1953), *Civilisation Grecque*, Tome 2, La Guilde du livre, 1954, Lausanne, p 8.

opportunistes. »[67] Sophocle n'était ni le premier ni le dernier à distiller sa science de l'humain dans ses œuvres. Les poètes Thalétas de Gortyne, Terpandre, Stésichore, influencèrent les dirigeants, alors que, de leurs côtés certains législateurs, Solon, Périandre, Pittacos, Chilon, cultivaient un penchant pour les arts et la poésie. Quant à Euripide, ses prises de positions tranchées ont fait sa réputation. Dans *Les Phéniciennes* il oppose une politique du partage démocratique (les deux fils d'Œdipe devaient régner tour à tour pendant une année) à la revendication d'Etéocle de conserver le pouvoir pour lui seul. Pour Claire Nancy, ces deux frères « sont beaucoup moins les fils maudits des temps mythiques que les chefs ambitieux ou impuissants des temps modernes. Leur conflit n'a d'autre enjeu que le pouvoir, leur part de pouvoir, sans aucun souci du bien commun, de la grandeur de la cité. »[68] Christine Amiech relève ce contraste entre partage démocratique versus régime oligarchique. Elle souligne qu'en plaidant pour un juste partage du pouvoir, Jocaste oppose au désir de pouvoir d'Étéocle la figure divine d'Isotès, représentante de l'égalité, un de ces nouveau principe fondateur de la démocratie ; « en fait elle oppose la tyrannie à la démocratie, mais ne trouve aucun écho chez un interlocuteur aussi peu enclin au dialogue. »[69]

Les tragédies répondaient à des nécessités pédagogiques, sociales, spirituelles ou religieuses, dans une période de l'histoire où les nouveaux repères culturels ne compensaient pas les valeurs anciennes. Leurs messages traitaient de l'actualité des Athéniens, vivifiaient les esprits tout en cultivant l'histoire et le rapport aux origines. Nul doute que la formule de

---

[67] Eric Fromm (1953), *Le langage oublié*, Payot, Paris, pp. 219-220.

[68] Claire Nancy (2007), « Le tragique d'Euripide », dans *Les Phéniciennes, la famille d'Œdipe entre mythe et politique*, Belin, Paris, p. 46.

[69] Christine Amiech (2004), *Les Phéniciennes d'Euripide*, L'Harmattan, Paris, p.22.

Churchill, *les peuples oublieux de leur histoire sont condamnés à la répéter*, aurait plu aux Anciens soucieux de l'avenir de la cité. Cette fonction thérapeutique attribuée aux Tragédiens se retrouve dans l'œuvre de Sophocle, notamment avec cette injonction de ne pas oublier Œdipe afin que la prospérité soit garantie. D'après Pierre Judet de La Combe, il s'agit de reconnaître « le point de vue que la tragédie, avec ses histoires mythiques d'un autre âge, adresse à l'actualité dont elle fait son objet. La tragédie s'intéresse à son présent. Elle le traite comme la comédie, mais sur un autre mode. Les Athéniens sortaient du théâtre avec une vision différente de l'« isonomie » (l'égalité devant et par la loi) une fois qu'ils avaient vu se tuer mutuellement Étéocle et Polynice dans *Les Sept contre Thèbes* d'Eschyle ; l'*Antigone* ou l'*Œdipe-roi* leur faisaient envisager autrement le rapport entre individu et loi. »[70]

Qui d'autres pouvaient mieux arbitrer la lutte de pouvoir entre l'ancien monde et la nouvelle civilisation naissante que les Tragédiens ? Alors que les paroles des oracles prêtent à confusion, les poètes savaient traduire pour le public cette autre réalité, invisible, plus essentielle, cette science de la vie avec son cortège de lois non écrites qui, bon gré, mal gré, préside au destin de l'humanité. À ce propos, Jean-Claude Carrière note chez Hésiode une comparaison entre la fonction du roi et celle du poète : « réinterprétant politiquement la vieille fonction indo-européenne du poète, sa fonction de blâme et d'éloge [...], met le poète au-dessus des rois. Le poète-barde, même s'il est assimilé aux *demiourgoi* n'est pas seulement de troisième fonction, il est le prêtre-prophète, et lorsque le roi réel fait défaut, il est le représentant du Roi idéal, Zeus. [...] L'odyssée définit un idéal aristocratique qui unit la beauté physique et l'esprit séduisant ; Hésiode non seulement se désintéresse de la beauté physique, mais il utilise ce thème

---

[70] Pierre Judet de La Combe (2010), *Les tragédies grecques sont-elles tragiques ?*, Bayard, Paris, p. 70.

de la grâce spirituelle au second degré en quelque sorte pour vanter la supériorité et le rôle social...du poète ! »[71]

Dans leurs œuvres, les Tragédiens traitaient des réalités contemporaines avec la liberté et la profondeur propre au langage symbolique des mythes, plus coloré que celui qu'autorise la raison. Si aujourd'hui ce constat est chose facile, à l'époque des débuts de la philosophie, remplacer l'approche traditionnelle du réel par des discours rationnels paraissait mieux servir les ambitions civilisatrices. Comme si, pour s'économiser les ascèses et autres contraintes d'une longue initiation, le seul exercice de la raison suffisait pour accéder à la connaissance et jouir d'une vérité supposée équivalente à celle des Anciens (*Alètheia*). Du reste, les nouveaux chantres du bien-être économique ne jurent-ils pas eux aussi, toujours et encore, sur des analyses sophistiquées, toujours plus rationnelles (mieux prouvées scientifiquement), offrant un semblant d'objectivité ? Mais comme l'explique Sophocle, suivre des communicateurs-nés, surdoués de la raison, mais qui manqueraient de se connaître, comme Œdipe lorsqu'il était roi, c'est programmer l'épidémie de la peste. Pour Sophocle, un sophiste, ou tout esprit trop unilatéralement rationnel, ces fils de la cité, seraient pareils à cet Œdipe - élu pour avoir résolu une énigme mais dépourvu de la connaissance de soi -, conduisant Thèbes à la misère plutôt qu'à la prospérité. Un propos qui n'est pas sans références aux critiques que Sophocle et les Athéniens auront pu adresser à leur leader, Périclès, qui les entraîna dans sa propre chute pour les raisons que j'expliquerai plus loin - se rapportant à ses héritages transgénérationnels.

---

[71] Jean-Claude Carrière (1986), « Les démons, les héros et les rois dans la cité de fer » dans *Les grandes figures religieuses, fonctionnement pratique et symbolique dans l'Antiquité*, Les Belles Lettres, Paris. p. 257.

Il est une autre signification pour le nom d'Œdipe qui confirme cette perspective. Pierre Vidal-Naquet relève que « par un jeu fréquent sur son nom (Oidipous) et sur le verbe signifiant "je sais" (oida), Sophocle fait d'Œdipe celui qui sait. C'est par le savoir et par l'art qu'il a délivré Thèbes de la redoutable musicienne, la Sphinge. C'est au savoir d'Œdipe que fait appel le prêtre, porte-parole du peuple au début de la pièce. »[72] Ce savoir, que tous lui reconnaissent, masque cependant une ignorance sur ses origines qui lui sera reprochée en temps voulu par ceux-là même qui voyaient en lui leur sauveur.

Si sa première vie est marquée par cette ignorance de lui-même, Œdipe va néanmoins renaître et se transformer sur la route qui le mène de Thèbes à Colone. Après s'être acquitté des dettes de ses aïeux, transformé, Œdipe retrouve la grâce des dieux. Georges Méautis souligne l'importance de la métamorphose d'Œdipe : « Créon croit qu'il a encore affaire à Œdipe de l'*Œdipe-roi*, il ne sait pas que les souffrances, la solitude, la "nuit obscure", ont fait naître en lui un autre être, il ne sait pas, surtout, qu'Ismène est venue, qu'elle a renseigné son père, que celui-ci, maintenant, parce qu'il a accepté son destin, malgré les révoltes de ce qu'il a encore d'humain en lui, est maintenant sous la protection des dieux, est un être investi d'une force divine. Aussi est-il aisé à Œdipe de montrer que Créon non seulement est un hypocrite, un homme qui sait "dire avec douceur des choses dures", mais qu'il est un sophiste qui "en tout, sait trouver la fourbe apparence d'un langage juste". Sophocle, dès ces premiers mots attaque les sophistes comme il l'a déjà fait dans le *Philoctète*. »[73]

------

[72] Pierre Vidal-Naquet (1994), « Œdipe à Athènes », dans *Œdipe et ses mythes*, de Vernant, J.-P. et Vidal-Naquet P., Edition Complexe, Bruxelles, p.106.

[73] Georges Méautis (1957), *Sophocle, essai sur le héros tragique*, Albin Michel, Paris, p.156.

Avec cet Œdipe qui croit se connaître, mais qui va chuter du trône, Sophocle montre les limites de la raison. Sur ce point il ne fait pas l'ombre d'un doute qu'à partir de son expérience politique des stratégies et rivalités agitant l'opinion publique, il livre le fruit de ses méditations sur les racines d'un mal qui menace d'affecter la jeune démocratie. Devant la souffrance d'un peuple misérable, combien seront-ils qui, comme Œdipe, iront jusqu'au bout de leur quête de vérité, prêts à y laisser leurs couronnes, à connaître l'exil, pour finalement se transformer eux-mêmes ?

Et justement, avec son mythe d'Œdipe Sophocle tente de contrebalancer le mouvement de masse qui pourrait freiner ou dénaturer le projet démocratique. Pour qu'il puisse rayonner de tous ses bienfaits, encore faudrait-il que celui-ci ne serve pas aux manœuvres de séductions qui manipulent l'opinion publique. Nombreux sont les auteurs à revenir sur cette période de mutation du rapport à la vérité. Comme le note Luc De Meyer, « le logos court le risque d'une dégradation quand la raison se détourne de la nature, qu'elle arrive à défendre simultanément des arguments contradictoires, qu'elle n'est plus une raison désintéressée, recherchant la vérité pour elle-même. »[74] Jean-Pierre Vernant aussi explique que « même si la philosophie naissante recoupe certains éléments de l'ancienne culture, la révélation mystérieuse du vrai garde nécessairement le caractère d'un privilège qui échappe à la discussion. Par l'intermédiaire de la parole et de l'écrit, le philosophe s'adresse à toute la cité, à toutes les cités. [...] En portant le « mystère » sur la place, en pleine agora, il en fait l'objet d'un débat public et contradictoire, où l'argumentation dialectique finira par prendre le pas sur l'illumination surnaturelle. »[75] La nouvelle

---

[74] Luc De Meyer (1997), *Vers l'invention de la rhétorique*, Peters, Louvain-la-Neuve, p.35.

[75] Jean-Pierre Vernant et Pierre-Vidal-Naquet (1990), *La Grèce ancienne*, 1. Du mythe à la raison, Seuil, Paris, p. 217.

conception de la vérité qui remplace celle des Anciens perd de sa valeur dès lors qu'elle correspond aux nécessités d'une réalité sociale inédite, assujettie à d'autres critères, plus quantitatifs que qualitatifs, démocratie oblige. Alors que seule une petite minorité accédait jusqu'ici à la vérité (*Alètheia*), avec la démocratie, il faut proposer une nouvelle vérité, celle susceptible d'emporter une majorité d'opinions, elle-même de plus en plus formatée par la pensée métaphysique. Dans la préface de sa traduction du *Théâtre complet de Sophocle*, Robert Pignarre précise que « dans cette démocratie déjà décadente, il y a pléthore d'intellectuels, les faux discréditant les vrais. C'est la grande époque des orateurs et des sophistes ; c'est le triomphe des « nuées ». Batailles d'idées sur l'agora, batailles d'idées sur le théâtre transformé en tribune. Tout est remis en question, et la politique dissociée de la morale ; la dévotion à la patrie s'affaiblit. En face d'Euripide et de son scepticisme raisonneur, on imagine volontiers Sophocle se donnant mission de maintenir l'image de l'homme grec des anciens jours. »[76]

Même si une majorité y adhère, aucune représentation du réel ne saurait se substituer à la vérité des Anciens, *Alètheia*, quand bien même serait-elle invisible aux yeux de la raison. Pour être viable, au milieu de ses membres devenus tous égaux, un projet démocratique réclamerait la présence de sujets capables de discerner le vrai du faux. Ceux-là pourraient préserver la démocratie du risque de préférer l'opinion publique à l'amour de la vérité. Même caché entre les lignes de son œuvre, le message de Sophocle s'intègre parfaitement dans le paysage culturel de son époque. À Colone, au terme de son initiation, après être passé du régime de l'égo à celui de sujet, Œdipe sert de modèle à ce type d'homme indispensable au projet démocratique.

---

[76] Robert Pignarre (1964), « Préface » à *Sophocle, Théâtre complet*, Garnier Flammarion, Paris, p.10.

La première partie de l'histoire d'Œdipe illustre les conséquences d'une trop grande foi dans l'usage de la raison. Son adoption gardée secrète par le roi et la reine de Corinthe, Polybe et Mérope, le laissait dans l'ignorance de ses parents biologiques, Laïos et Jocaste. Avec ce double couple parental, l'œuvre de Sophocle aborde les deux faces, consciente et inconsciente, visible et invisible, d'un seul et unique couple de parents. En refoulant ce qui n'est pas rationnel, les Athéniens créent un monde double, à l'image de la double identité des parents d'Œdipe. Connaître sa généalogie apparente ne suffira plus car celle-ci aura perdu de sa transparence et véhicule dorénavant des héritages transgénérationnels invisibles. Impossible de faire l'économie de l'envers de la médaille de la nouvelle civilisation rationnelle, celle d'une part inconsciente qui lui échappe et qui l'aliène.

Filiations et héritages à Athènes

Ce sont les liens par le sang qui garantissaient la cohésion sociale des Athéniens. La structure politique et sociale s'organisait en fonction des rapports de filiation, conférant au père l'autorité absolue. Les héritages aussi passaient par ces liens de filiation, et pas seulement ceux matériels. En effet, les Grecs avaient pleinement conscience d'une transmission des conséquences de certains vécus, reportés sur les générations nouvelles. Ils évoquaient l'*Até*, une loi qu'ils attribuaient à la volonté des dieux et qu'aujourd'hui nous identifions à travers le fonctionnement des héritages inconscients transgénérationnels. Dans sa thèse magistrale sur « La solidarité de la famille Grecque », Gustave Glotz explique de quelle manière les fautes d'un seul retombaient sur l'ensemble de sa famille et sur sa descendance. « Que l'homme le veuille ou non, le châtiment se transmet de père en fils, parce que les dieux le veulent. C'est une loi de la nature. Ceux-là même qui la jugent immorale admettent qu'elle existe. »[77] Il cite un passage de Hérodote où Théogonis se plaint d'un tel héritage : « Zeus, ô père, pourquoi les dieux, en laissant les scélérats se plaire à la violence, n'ont-ils pas trouvé bon en leur cœur que les auteurs volontaires des forfaits commis sans soucis des dieux en subissent bientôt le châtiment sur leur propre personne, que les crimes des pères ne fissent pas plus tard le malheur des fils, que les enfants, nés d'un père injuste, qui auraient la justice au cœur, qui la pratiqueraient par crainte de ta colère, fils de Cronos, qui de tout temps se seraient distingués par leur amour de la justice entre leurs concitoyens, ne fussent pas condamnés à expier les attentats de leurs père ? Pourquoi les dieux ne l'ont-ils pas voulu ainsi ? Aujourd'hui le coupable échappe, et c'est un autre qui porte la peine de son crime.» Jacqueline de Romilly relève cette conscience du transgénérationnel chez Euripide : » Le fait est que la tragédie des Bacchantes a pour sujet le châtiment qu'inflige un dieu pour une faute qui fut commise à la généra-tion précédente. »[78]

Dans la Grèce antique l'idée prévalait que la justice divine, si elle ne s'exerçait pas immédiatement, n'en était pas moins en marche et « on pouvait affirmer que le pécheur impuni souffrait dans sa descendance, ou bien l'on pouvait dire qu'il acquittera sa dette en personne dans une autre vie. »[79] Eric Dodds rapporte que des personnes non coupables, ou non responsables, pouvaient être les victimes héréditaires de *nemesis*. « Théogonis se plaint qu'un système est injuste qui "permet au criminel d'en réchapper tandis qu'un autre subit la punition plus tard" ; Eschyle, si je comprends bien, voudrait en

---

[77] Gustave Glotz (1904), *La solidarité dans la famille Grecque*, Albert Fontemoing, Paris, p. 575.

[78] Jacqueline de Romilly (1971), *Le temps dans la tragédie Grecque*, Vrin, Paris, pp. 101-102.

[79] Eric Doods (1977), *Les Grecs et l'irrationnel*, Flammarion, Paris, p. 42.

mitiger l'injustice en admettant qu'une malédiction héréditaire pouvait être levée. Si néanmoins ces hommes acceptaient l'idée de la culpabilité héréditaire et de la punition différée, c'est qu'ils croyaient en la solidarité familiale. [...] Cela pouvait paraître injuste, mais cela leur paraissait être une loi de la nature qu'il fallait accepter : la famille était une unité morale, la vie du fils était une prolongation de celle du père et il héritait des dettes morales de son père comme il héritait de ses dettes commerciales. Tôt ou tard la dette exigeait son propre acquittement : comme la *Pythie* le fit savoir à Crésus, le lien causal entre le crime et la punition était *moira*, quelque chose que même un dieu ne pouvait rompre ; Crésus devait achever ou remplir ce qui avait été provoqué par le crime d'un ancêtre, cinq générations avant lui. »[80]

Parce que nous l'avons perdue, cette conscience collective du transgénérationnelle pourrait aujourd'hui nous paraître suspecte. Mais il faut savoir que la notion d'individualité était bien peu établie à cette époque. Gardons à l'esprit, en effet, que cette entité individuelle que constitue la personne aujourd'hui, résulte d'une évolution dont la réalité de départ était tout autre. Gustave Glotz[81] souligne cet élément de l'histoire : « Tant que l'on fit consister l'unité humaine dans sa famille et non pas dans l'individu, tant que l'on crut que tous les êtres qui se transmettaient de génération en génération le même sang formaient un seul et même être, nul ne put élever le moindre doute sur l'équité de la responsabilité héréditaire envers les dieux. Mais quand les idées sociales eurent changé, il fallut bien réfléchir sur la valeur d'un dogme qui ne concordait plus avec les maximes du droit humain. »

---

[80] Eric Doods (1977), *Les Grecs et l'irrationnel*, Flammarion, Paris, p.43.
[81] Gustave Glotz (1904), *La solidarité dans la famille Grecque*, Albert Fontemoing, Paris, p. 576.

Pour expliquer cette injustice apparente de la part des dieux, Pindare arguait qu'une intelligence supérieure répartissait les iniquités et qu'à bien remonter dans le temps, ou à considérer les bienfaits à venir, chacun y trouvait son compte. « Les prospérités d'un mortel s'expient donc comme ses fautes par sa postérité. »[82] Plutarque aussi reconnaît là une loi absolue. « Croyez-vous que ceux qui dépouillent des amis de leurs biens comme Glaucus[83] le fils d'Epicyde ne soient pas déchirés de remords et n'aient pas horreur d'eux-mêmes et de leur conduite ? Pour moi si j'ose dire ma pensée je crois qu'il n'est besoin pour punir les scélérats ni de la justice de Dieu ni de celle des hommes. Une vie toute corrompue et troublée par le crime n'est-elle pas pour eux un assez grand supplice ?»[84] Dion de Borysthènes avait lui aussi d'excellents motifs d'être amer. Lui-même et toute sa famille « avaient été vendus en esclavage à cause d'une offense commise par son père. »[85]

La question fut débattue à Athènes : fallait-il promulguer de nouvelles lois pour protéger l'individu des dettes de ses ancêtres ? En effet, dans le cadre d'une démocratisation et pour assurer l'égalité des citoyens, de nouvelles lois s'opposèrent aux anciennes. La mise en esclavage pour cause de dettes héritées d'un parent fut par exemple dorénavant interdite en même temps que s'assouplissait la coutume d'exclure et de bannir de

---

[82] Jules Girard (1869), *Le sentiment religieux en Grèce: d'Homère a Eschyle*, Hachette, Paris, p.336.

[83] Glaucus de Sparte avait reçu de l'argent en dépôt d'un de ses amis. Lorsque ses héritiers étaient venus le lui redemander après la mort de leur père il dit qu'il ne se souvenait pas d'avoir rien reçu de son ami. Il alla consulter l'oracle pour savoir s'il pouvait garder cette somme en niant de l'avoir reçue. Sur la réponse du dieu il avoua sa faute et rendit le dépôt mais il mourut bientôt et cent ans plus tard il ne restait plus personne de sa famille.

[84] Plutarque, *Œuvres morales*, Didier éditeur, 1884, Paris, p. 19.

[85] Eric Dodds, *Les Grecs et l'irrationnel*, Flammarion, (1977), Paris, p. 62.

la cité toute une famille pour la faute d'un de ses membres. Eric Dodds nous explique les principes de cette fameuse « atimie » : « L'atimie demeure, même à l'époque classique, ce qu'elle était dans le droit primitif, la mise hors la loi de familles entières. Elle se manifeste parfois par un symbole terriblement expressif. En Grèce, comme en maints autres pays, la communauté, pour montrer qu'elle rejetait toute la race du coupable, en même temps qu'elle lui confisquait ses biens, abattait sa maison. Un lien indissoluble unit tous les membres d'une famille à la maison commune, à l'autel où est adoré l'aïeul commun, renverser cette maison, jeter à bas cet autel, c'est un châtiment qui atteint, en même temps que la génération vivante, toute la lignée des ancêtres morts et des descendants à naître. »

Mais comme nous explique Gustave Glotz, la démocratie à Athènes transformera l'atimie familiale. « Tandis qu'ailleurs la proscription collective et héréditaire demeurait la vengeance préférée des partis victorieux et que les démocraties rejetaient les enfants des tyrans et des aristocrates, dans Athènes s'améliorait progressivement le sort des personnes impliquées dans l'atimie d'un parent condamné à mort ou au bannissement. [...] Ainsi, Athènes ne proscrivait plus la famille du proscrit que s'il n'était pas citoyen. En 457, Arthmios de Zéleia était encore mis au ban de la confédération avec les siens ; mais, plus de dix ans auparavant, l'arrêt prononcé contre Thémistocle, comme soixante ans plus tard le décret rendu contre Archeptolémos et Antiphon, épargnait aux enfants la dure nécessité de l'exil. Sauf pour le coupable, l'atimie collective entraînait la simple privation des droits civiques. »[86] Reste que si l'on observe chez les Athéniens une volonté de s'affranchir de tels héritages, du moins au niveau des apparences, l'essence même du fonctionnement des lois transgéné-

---

[86] Gustave Glotz (1904), *La solidarité dans la famille Grecque*, Albert Fontemoing, Paris, pp. 476-480.

rationnelle n'est pas touchée. Celles-ci continuent à opérer, mais de manière de plus en plus invisible - expliquant l'oubli de ce savoir et la perte d'une conscience du transgénérationnel jusqu'à aujourd'hui. Plutôt que de refouler cette vérité du transgénérationnel mieux vaudrait s'engager vers une thérapeutique et intégration de ces héritages inconscients - comme Sophocle le propose avec Œdipe à Colone. Car les changements apportés par les hommes au niveau des lois écrites n'empêchent nullement les lois transgénérationnelles d'opérer et de poursuivre sur plusieurs générations ceux qui se rendent coupables, par exemple d'une offense ou d'un parjure envers les dieux : « Là surtout le châtiment est certain, parce que là surtout la charge du crime se transmet de générations en générations. Sur ce point, les croyances des Grecs n'ont jamais varié. »[87]

En toute logique, et dès lors que le seul fait de naître charge les hommes du poids des fautes commises par leurs aïeux, les Grecs en étaient arrivés à l'idée du péché originel. Cette doctrine est précisée dans les hymnes orphiques et, nous dit encore Gustave Glotz, elle « a pris une place capitale dans l'œuvre d'Onomacritos. Elle a placé à l'origine même de l'humanité une cause de déchéance universelle. Elle a cherché son point d'appui dans la mythologie. Les hommes sont issus de la cendre des Titans foudroyés : leurs ancêtres à tous sont les meurtriers de Zagreus ; ils portent tous la peine de l'antique déicide, et ceux-là seuls peuvent aspirer au bonheur qui sont purifiés du παλαιόυ πέυθος (vieux deuil). »[88]

---

[87] Gustave Glotz (1904), *La solidarité dans la famille Grecque*, Albert Fontemoing, Paris, p. 574.
[88] Gustave Glotz, *ibidem*, p. 582.

Périclès

Personnage historique devenu légendaire, Périclès est né à Athènes vers 495 av. J.C. pour s'éteindre en 429, victime d'une épidémie de peste. Il est le fils de Xanthippe et d'Agaristè, issue de la puissante famille des Alcméonides. Une famille marquée par la faute d'un de ses aïeux, Mégaclès. En massacrant des rebelles qui s'étaient placés sous la protection de la déesse Athéna, Mégaclès commit un sacrilège qui le conduisit devant un tribunal. Jugé coupable, lui-même ainsi que toute sa famille furent frappés d'atimie. La malédiction associée à l'offense faite aux dieux poursuivra la famille des Alcméonides. Même si celle-ci fut rétablie dans ses droits par les nouvelles lois démocratiques, l'offense reste à la charge des héritiers.

Leader politique, chef des armées, Périclès transforme la ville d'Athènes pour en faire un empire. Son influence sur le destin de la société athénienne fut telle que son époque est parfois appelée le « siècle de Périclès ».

Sa promotion des arts destina Athènes à devenir le centre culturel du monde grec antique. Il fut à l'origine de la plupart des constructions sur l'Acropole, dont le Parthénon. Farouche démocrate, sa manière de gouverner ressemblait néanmoins à celle d'un dirigeant monarchique. André Bonnard se réfère à Thucydide : « C'était de nom une démocratie, en fait, c'était un gouvernement exercé par le premier des citoyens. » La nuance n'est pas sans conséquences pour André Bonnard qui fait également le rapprochement avec l'œuvre de Sophocle : « On voit ici comment Sophocle, qui connaissait fort bien Périclès et qui l'aimait, a pu lui emprunter certains traits dans la création du personnage de Créon dans *Antigone*. Mais il y a plus et il y a pire. En même temps que Périclès achève la démocratie et que par sa personne il en contre pèse et en freine l'exercice, on peut dire aussi qu'il la ferme. »[89]

Parmi les reproches auxquels il eut à faire face, le stratège athénien fut accusé d'avoir bafoué les lois qui réclament que les morts soient respectés. La dureté d'une répression qu'il avait menée en 446 av. J.C. contre l'île d'Eubée fut dénoncée par Aristophane et Xénophon. Jacques Jouanna le mentionne : « Un historien de Samos, Douris, met en cause la cruauté extrême de Périclès qui aurait exposé sur la place de Milet des combattant samiens, leur aurait défoncé la tête avec des massues et aurait laissé leurs corps sans sépulture. Toutefois les Anciens ont accusé cet historien d'exagération. Sophocle qui venait de défendre dans son *Antigone* le droit intangible de l'enterrement rituel des morts, ne pouvait guère, en tous cas, cautionner un tel genre d'excès. »[90] D'autres arguments sont évoqués qui associent la figure de Créon dans *Antigone* avec l'attitude générale de Périclès. Pour George Steiner « on a avancé la façon dont Sophocle traite les relations entre la πόλις (ville) vivante et les exigences des morts, particulièrement dans *Antigone*, reflète l'atmosphère et le style de la vie politique athénienne, telle qu'elle se manifeste dans le célèbre éloge funèbre de Périclès, prononcé à l'hiver 431-430. »[91] Ce fameux « discours de Périclès » est rapporté par Thucydide qui laisse entendre une volonté identique à celle de Créon : défendre les lois de la cité, considérées supérieures à toutes autres. « Du fait que l'État, chez nous, est administré dans l'intérêt de la masse et non d'une minorité, notre régime a pris le nom de démocratie. En ce qui concerne les différends particuliers, l'égalité est assurée à tous par les lois. [...] La contrainte n'intervient pas dans nos relations

---

[89] André Bonnard (1954), *Civilisation Grecque*, Tome I, La Guilde du livre, Lausanne, p. 216

[90] Jacques Jouanna (2007), *Sophocle*, Fayard, Paris, p. 38.

[91] George Steiner (1986), *Les Antigones*, Gallimard, Paris, p. 133-134.

particulières, une crainte salutaire nous retient de transgresser les lois de la république, nous obéissons toujours aux magistrats et aux lois. »[92]

Le bien-fondé des anciennes traditions semble échapper à Périclès lorsqu'il veut imposer les lois de la cité. Il n'est pas étonnant dès lors qu'en réaction, certains Athéniens, se référant aux lois non écrites, le rendront responsable de l'épidémie de la peste puisqu'il est le descendant de Mégaclès et qu'il a hérité de la malédiction des Alcméonides. Et même s'il fut finalement reconduit dans ses fonctions dirigeantes, la décadence d'Athènes semble lui coller à la peau, et lui-même mourra prématurément de la terrible maladie.

Parce qu'il défend une thérapeutique de l'âme des hommes[93], concernant leur advenir en tant que sujet, Sophocle ne saurait se contenter des artifices mis en place par les nouvelles lois sensées faire table rase des héritages transgénérationnels inconscients. Avec l'épidémie de peste au début d'*Œdipe-roi* Sophocle dénonce les conséquences néfastes pour une cité d'avoir perdu ce rapport aux origines - avec un roi qui ne se connait pas et qui ignore l'identité de ses géniteurs. Au contraire, un sujet-citoyen, tel Œdipe à Colone, synthèse des deux mondes, garantirait la prospérité pour tous. Dans la perspective ancestrale qui guide Sophocle, il ne fait aucun doute que les rois sont responsables du destin de leurs royaumes. Comme le corps est lié à l'esprit, le rapport entre la terre et sa couronne se retrouve par exemple en Egypte, où le pharaon devait respecter les lois invisibles de la vie pour garantir le bon équilibre de son royaume, la fertilité de la terre, le bien-être de la population. Gouvernée avec justesse, en

---

[92] Thucydide, *livre II*, Les Belles Lettres, 2009, Paris.
[93] Un souci partagé encore aujourd'hui par bon nombre de psychanalystes.

accord avec les divinités, autant chtoniennes qu'olympiennes, la cité sera prospère. À l'inverse, en cas de dysfonctionnement, c'est le roi que la collectivité incrimine. Un passage d'Hésiode reprend cette conception classique : « Tous ceux qui ne songent qu'à nuire, qu'à faire de mauvaises œuvres, en reçoivent soudain la peine de la main de Zeus, à qui rien n'échappe. Souvent un peuple entier est puni des crimes d'un seul mortel, et le ciel leur suscite par une influence fatale la famine et la peste. On voit tomber les hommes : les femmes n'enfantent plus, et les familles se perdent par la volonté des dieux : les armées sont mises en déroute, les murailles de la ville s'écroulent, la mer, obéissant aux ordres de Zeus, engloutit des flottes entières. O rois, c'est à vous surtout de respecter la justice ; car les dieux, qui sans être vus se mêlent tous les jours au milieu des hommes, découvrent les iniquités qui brisent la faible innocence et les négligences coupables que nous avons pour le ciel.[...] La Justice va se plaindre à son père (Zeus) de la malice des hommes ; assise à ses côtés, elle le prie de faire tomber sur les peuple les fautes des rois, qui, dans leurs pensées perverses, s'écartent de la droiture et prononcent des jugements iniques. »[94]

De Périclès à Œdipe

Le problème de la peste auquel le roi Œdipe se trouve confronté rappelle la situation qui fut celle de Périclès. Jacques Jouanna ne manque pas de faire le rapprochement. Pour lui, la description que fait Sophocle des ravages de la peste est à la mesure de l'horreur vécue à Athènes. « Et si l'on voulait aller jusqu'au bout de la comparaison, on pourrait voir une analogie entre les deux chefs de la cité qui doivent faire face au fléau, Œdipe et Périclès. Au début de la tragédie de Sophocle, le prêtre demande à Œdipe d'être le médecin de la cité en

---

[94] Hésiode, *Les travaux et les jours*, par Jean-Marie-Louis Coupé et Émile Lefranc, 1834, Delalain, Paris, p.29.

soignant le mal dont il se révélera par la suite être le responsable. Et dans la réalité, Périclès eut à faire face à des critiques qui le tenaient pour responsable du fléau. »[95] En portant l'analyse au niveau symbolique propre à la mythologie, cette association entre Œdipe et Périclès s'impose. Tous deux ne devraient-ils pas s'émanciper et guérir d'une aliénation héritée de leurs aïeux ? À défaut de le faire, ne font-ils pas porter la charge de leurs propres aliénations à la cité devenue victime de son chef ? Dans cette perspective, répétons-le, Périclès est l'héritier des Alcméonides, une ancienne famille marquée par la faute d'un de ses ancêtres, comme c'est le cas pour Œdipe qui hérite de la malédiction des Labdacides – et que nous analyserons dans le détail dans le prochain chapitre. À cause de cette réputation, l'ancienne famille de Périclès aura connu des fortunes diverses, tantôt plébiscitée dans une fonction dirigeante, tantôt victime d'ostracisme comme nous l'explique André Bonnard lorsqu'elle fut « bannie d'Athènes à la suite d'accusation de sacrilège et de trahison. »[96]

Critiqué par ses proches et attaqué par ses rivaux, la fin de vie de Périclès sera marquée par l'adversité. La perte de sa sœur et de ses fils, tous victimes de la peste, l'affaiblira et lui-même y succombera en 429 av. J.-C. Jouanna se réfère notamment à un passage de Plutarque[97] qui rend compte de la situation : « Atteints dans leur âme comme dans leur corps, ils s'aigrirent tout à fait contre Périclès [...] Ils se laissèrent persuader par ses ennemis que la maladie provenait de l'entassement dans la ville d'une multitude de paysans forcés, en plein été, de vivre pêle-mêle et en grand nombre dans des

---

95 Jacques Jouanna (2007), *Sophocle*, Fayard, Paris, p. 58.
96 André Bonnard (1954), *La Civilisation Grecque*, Tome I, La Guide du Livre, Lausanne, p. 210.
97 Plutarque, *La vie des hommes illustres*, *Vie de Périclès*, traduit par Alexis Pierron, Charpentier, 1853, Paris.
Gallimard, 1937, Paris.

habitations exiguës ou des baraquements étouffants et de mener une existence sédentaire et inactive, au lieu du régime salubre et de la vie au grand air qu'ils avaient auparavant. » Il est vrai que la guerre du Péloponnèse dans laquelle Périclès avait entrainé les Athéniens n'était pas sans arrière-pensée puisqu'elle lui permit de sursoir aux accusations portées à son encontre. Sa stratégie consistant à abandonner les terres aux troupes ennemies pour s'abriter derrière les murs d'Athènes fût désastreuse.

Délaisser les terres pour la cité, bastion de la résistance, comme le fait Périclès, provoque une nouvelle source de problème à l'intérieur de ses murs. Pour Georges Méautis, « à mesure qu'Athènes se déracinait, qu'elle prenait un caractère de plus en plus urbain, de paysanne et de campagnarde qu'elle était autrefois, nous percevons dans les comédies d'Aristophane une singulière évolution. Ce long arrachement à la terre s'accompagne d'une transformation des conceptions religieuses qu'il importe de préciser. Les dieux que respecte et invoque Strepsiade dans *Nuées* sont devenus de grotesques fantoches. »[98] Chez Euripide aussi les dieux perdent du terrain. « Même lorsque leurs représentants, les devins, figurent encore sur la scène, l'*anankê* qu'ils invoquent, cette interférence brutale et mystérieuse des décrets divins avec le cours humain des choses, n'a plus force de loi. À l'oracle signifié par Tirésias, Créon ne peut songer qu'à se dérober, à traiter de folie ce qui était naguère le devoir sacré de l'obéissance, la soumission à la fatalité, par où se marquait la référence des hommes à un ordre divin. Les hommes sont dorénavant entre eux, et le mal qu'ils se font n'a rien à envier à celui qui peut encore leur venir des dieux. »[99]

---

[98] Georges Méautis (1940), *L'Œdipe à Colone et le culte des héros*, Université de Neuchâtel, p.29-30.

[99] Claire Nancy, « le tragique d'Euripide » dans *Les Phéniciennes*, Belin, Paris, (2007), p.45.

Quand bien même Périclès fut-il au dernier moment rétabli dans ses fonctions, Sophocle ne perd pas de vue les conséquences de cet héritage transgénérationnel dans les difficultés de son chef et dans la déchéance d'Athènes. Simonne Jacquemard y prête toute son attention. Selon elle, les Alcméonides sont « pris en haine par tous, à cause du sacrilège que commit Mégaclès en faisant massacrer l'ennemi réfugié près d'un autel. Malédiction de l'exil retombant sur toute une famille, génération après génération. Ineffaçable souillure dont même Périclès resta marqué puisqu'il devint suspect au moment où la peste apparut à Athènes et fut considéré, par certains, comme un châtiment des dieux. »[100] Comment échapper à cette malédiction que Périclès aura hérité de ses ancêtres ? Les nouvelles lois peuvent-elles se substituer aux lois non écrites du transgénérationnel, faussement attribuées à une volonté divine, et les neutraliser de cette manière ? Bien sûr que non. Si Périclès fut réhabilité à la tête de la cité grâce à ces nouvelles lois qui défendent l'égalité des individus et les protègent tant bien que mal de leurs héritages transgénérationnels, ces derniers n'en continuent pas moins à produire leurs effets, même si cela pouvait paraître irrationnel et/ou injuste. Le spectacle de la fin de vie de Périclès ne pouvait donc qu'interpeller un esprit comme celui de Sophocle, pour, non pas simplement réhabiliter le grand stratège, mais le guérir comme il va le faire avec Œdipe.

Un modèle thérapeutique comme antidote

En effet, rien n'empêche Sophocle de montrer avec son Œdipe la nature du travail qu'il eût fallu que Périclès accomplisse pour sauver la cité. Au contraire, sa fonction thérapeutique de tragédien réclame de sa part une telle prouesse guérisseuse. Guérir Œdipe c'est livrer les clefs qui permet-

---

[100] Simonne Jacquemard (1977), *Trois mystiques Grecs*, Albin Michel, Paris, p. 29.

traient aux Athéniens d'intégrer les lacunes de Périclès et d'en faire le deuil. Tout cela s'entend dans cette mort si glorieuse que Sophocle offre à Œdipe, comme s'il fallait réussir celle de Périclès et ainsi le faire entrer dans l'Histoire par la grande porte.

Comme nombre de commentateurs l'auront noté, la peste par laquelle Sophocle débute *Œdipe-roi* n'est donc pas étrangère aux événements qui marquèrent profondément tous les Athéniens. Si Périclès n'en vient pas à bout, Œdipe, au prix d'une renaissance, saura transcender le mal. Avec son Œdipe, Sophocle semble réécrire la vie de Périclès, comme si redresser la destinée de son chef pouvait encore sauver la cité du naufrage qui s'annonce. À l'instar de ces psychanalystes qui conjurent la répétition en approfondissant l'analyse de leurs impasses thérapeutiques, Sophocle aurait-il éprouvé le besoin de rétablir ce qui aura manqué à Périclès pour connaître cette fin heureuse qu'il offre à Œdipe ? À l'inverse, se pourrait-il qu'en méditant sur le destin de Périclès, Sophocle ait découvert l'origine transgénérationnelle de la tragédie d'Œdipe, lui permettant d'amener son héros vers cette apothéose à Colone ? Deux hypothèses qui ne sont pas exclusives l'une de l'autre. Revenir sur la fin de vie de Périclès, en tirer les enseignements qui s'imposent, voilà une impérieuse nécessité pour un Sophocle qui voudrait offrir un avenir à la cité en crise. Pour faire le deuil de Périclès, il faut en effet mieux comprendre l'envers du décor, la nature du mal qui l'affectait et qui rejaillissait sur Athènes. Le dernier vers d'*Œdipe-roi* laisse entendre ces manques que les Athéniens devront bien intégrer s'ils ne veulent pas continuer en à subir les conséquences. « Le voilà cet Œdipe, cet expert en énigmes fameuses, qui était devenu le plus grand des humains. Personne dans sa ville ne pouvait contempler son destin sans envie. Aujourd'hui dans quel flot d'effrayante misère s'est-il précipité ! C'est donc ce dernier jour qu'il faut pour un mortel, toujours considérer.

Gardons-nous d'appeler jamais un homme heureux, avant qu'il n'ait franchi le terme de sa vie sans avoir subi un chagrin. »[101] L'allusion à la fin de la vie du grand Périclès est évidente et Sophocle ne saurait simplement répéter un même destin dans son œuvre. Au contraire, il lui faut comprendre les causes du drame et assainir la situation. Pendant la période qui sépare les deux pièces qu'il consacre à Œdipe, plus que jamais, Sophocle s'engage à guérir sa ville. Le modèle thérapeutique qu'il laisse en héritage aux prochaines générations est autant un moyen d'intégrer l'histoire qu'un antidote pour éviter sa répétition. Restaurer la grandeur d'Athènes passe assurément par le deuil du fantôme de Périclès et par la restauration de sa mémoire, comme pour Œdipe.

Face à la pandémie

Quand l'édifice menace de s'écrouler, la surprise est de taille pour Périclès comme pour Œdipe, lequel, souligne Christine Amiech, « revendique le statut d'homme raisonnable : seule l'intervention d'un dieu peut expliquer son comportement dépourvu de bon sens. »[102] La faute en incomberait aux dieux, tandis qu'Œdipe lui, n'aurait pas failli du point de vue de la raison. Pour Marcello Carastro, « au savoir traditionnel de Tirésias, fondé sur le don divin d'une connaissance prophétique qui ouvre l'accès à la vérité, *Alètheia*, Sophocle oppose la figure d'Œdipe, qui se fait le garant des nouvelles formes du savoir. Fier d'avoir résolu l'énigme de la Sphinge, le roi de Thèbes revendique une connaissance toute humaine, obtenue à partir de la recherche d'indices et de signes, *séméîa*, et qui serait à la fois autonome et supérieure par rapport aux formes de savoir traditionnelles. Les revendi-

---

[101] Sophocle, *Œdipe-roi,* dans Tragédie, traduit par Paul Mazon, Gallimard, 1973, Paris, p. 235-236.
[102] Christine Amiech (2004), *Les Phéniciennes d'Euripide,* L'Harmattan, Paris, p.574.

cations d'Œdipe rappellent les affirmations des médecins hippocratiques qui rivalisaient entre eux et avec les thérapeutes traditionnels, en prétendant détenir un savoir fondé sur l'expérience ainsi que sur des nouveaux outils conceptuels. C'est au nom de ce savoir qu'Œdipe accuse Tirésias de cécité d'esprit et refuse d'écouter ses paroles. »[103]

Incriminer les dieux est chose facile, surtout pour se défendre de son ignorance et se positionner en victime. La faute dont il n'a pas conscience trouve pourtant sa source dans sa confiance aveugle en une conscience limitée, rationnelle, qui n'est pas la vérité pure, *Alètheia*. Œdipe qui n'a pas conscience de son aliénation transgénérationnelle passerait presque pour une victime des dieux. Sophocle reprend ainsi la problématique qu'il aura repérée à propos de Périclès : les conséquences d'une priorité accordée aux nouvelles lois de la cité au détriment du respect de la vérité-*Alètheia* de l'ancienne tradition.

Avant de subir le verdict des lois non écrites, Œdipe qui résout l'énigme de la Sphinge par ses seules compétences intellectuelles se retrouve sur un trône fragile. En gagnant le trône par sa seule intelligence, Œdipe est à l'image de ces nouveaux fils de la cité qui n'ont d'autre foi que celle de la raison, et dont ils usent pour se propulser au sommet de ces châteaux bâtis sur du sable – sur l'oubli de l'être disent les phénoménologues. La carrière politique d'Œdipe évoque celle de Périclès, dont le charisme et les qualités oratoires suffirent pour l'imposer aux yeux des Athéniens comme le chef idéal. Élu démocratiquement, son style n'en est pas moins celui d'un leader absolu. Une part de sa personne fonctionne à l'image du roi Œdipe. Et ce dernier, même s'il a le titre de roi, est élu à la manière démocratique, plébiscité par la foule.

---

[103] Marcello Carastro (2006), *La cité des mages*, Jérôme Million, Grenoble, p.40.

Sophocle se donne du temps, douze années, pour mieux comprendre les causes du mal qui rongent Athènes et pour la guérir avec cet Œdipe qui deviendra un héros à Colone. Qu'Œdipe ne meure pas à la fin d'*Œdipe-roi* interrogea bon nombre d'analystes, incapables de reconnaître cette perspective thérapeutique qui pourtant faisait partie du cahier des charges des Tragédiens. Sophocle guérisseur exploite la thématique pour rectifier l'incapacité de Périclès à s'émanciper de ses héritages transgénérationnels. Priver de sa vue son futur héros, suicider sa rationalité, ce n'est pas le supprimer, mais libérer une place pour que le sujet en Œdipe reprenne le flambeau d'une seconde vie qu'il lui faut encore accomplir.

Bien qu'il soit profondément religieux, Sophocle évite d'expliquer le drame d'Œdipe en fonction d'une volonté divine qui accablerait une famille pour la faute d'un aïeul. La démarche de Sophocle est plus profonde, elle tient compte de ces processus que l'on qualifie aujourd'hui de transgénérationnels. Autrement dit, son intelligence intègre les lois non écrites de la filiation et lui évite d'une part d'instrumentaliser les figures divines et d'autre part de céder aux facilités dictées par la seule raison. Son Œdipe intégrera ses héritages comme Périclès aurait dû le faire et c'est bien entendu pour préserver Athènes que Sophocle tente de restaurer l'harmonie avec ces anciennes lois. Et lorsque pour une raison ou une autre cette harmonie est rompue, dans la mesure du possible, il convient de la rétablir comme Sophocle l'aura tenté avec sa dernière pièce, *Œdipe à Colone*.

Pendant cette période qui sépare *Œdipe-roi* d'*Œdipe à Colone*, la situation à Athènes s'est profondément détériorée. Comme nous l'explique Georges Méautis, « lorsque Sophocle écrivit *Œdipe à Colone*, Athènes en était aux derniers soubresauts de l'agonie. Épuisée par une guerre qui durait depuis vingt ans, saignée à blanc par l'expédition de Sicile, déchirée par des luttes intérieures, [...] elle luttait encore avec l'énergie du désespoir. Sophocle à ce moment-là avait quatre-vingt-dix ans ; il avait vécu le rêve héroïque des Guerres Médiques, assisté à l'essor prodigieux de sa ville. »[104] Faire d'Œdipe un héros protecteur d'Athènes, et placer ce rempart à Colone pourraient bien être la réponse du poète à l'actualité politique. Un message salutaire, valable aujourd'hui comme hier dans la mesure où les misères d'Athènes de l'époque n'ont toujours pas trouvé de véritables solutions. Comme pour guérir une plaie ouverte, le geste protecteur, ou guérisseur, de Sophocle revient vers ce lieu qui vit l'armée Athénienne perdre une bataille décisive en 407 av. J.-C. Ce choix serait celui d'une stratégie symbolique, ou magico-religieuse dirait Marcel Détienne, de la part de celui qui, depuis qu'il s'initie auprès du dieu guérisseur Asclépios (dans le secret d'une tradition restée orale), aura acquis les compétences requises pour faire d'Œdipe un héros à Colone. Si sa recette arrive trop tard pour Athènes, défaite par les Spartes avant que la pièce ne soit montée sur scène, son message reste valable pour aujourd'hui.

La nouvelle culture cherche à sublimer l'amour filial (taxé d'incestueux) vers celui, détourné, envers la mère-patrie (ou cité-État) pour une conformité citoyenne. Délaissée, oubliée, la mère nature se vengera-t-elle ? À l'image de ce qui se passe dans la cité de Périclès, recluse derrière ses murs et coupée de ses origines, la peste n'épargnera pas ses habitants. Peut-être que là encore, le choix de Sophocle d'accueillir Œdipe à Colone, en dehors d'une cité trop assujettie aux lois écrites, dénonce-t-il cet éloignement des origines. Sophocle montre que lui n'oublie pas ses origines puisque Colone est sa ville natale. Un lien aux origines qu'il n'oppose pas à la cité, mais qui reste indispensable à son bon développement. Ne pas oublier Œdipe à Colone, ne pas refouler le lien à la Terre-Mère, voilà aussi un des messages que le poète fait passer dans sa dernière pièce.

---

[104] Georges Méautis (1940), *L'Œdipe à Colone et le culte des héros*, Université de Neuchâtel, Neuchâtel, p. 54.

III
Les lois transgénérationnelles

Pour comprendre la transformation d'Œdipe, il s'agit de rejoindre Sophocle dans sa science des phénomènes transgénérationnels. Pour y accéder, une ouverture est requise, une écoute de la corde sensible que les mythes font résonner en nous, comme s'ils nous parlaient de l'intérieur, comme un rêve. Une démarche qui ne manque pas de nous renvoyer dans les profondeurs de notre propre psyché, vers ce sujet en soi.

Les précédents chapitres ont permis de préciser le contexte dans lequel l'œuvre de Sophocle aura pris forme. Un paysage culturel et social qui s'harmonise parfaitement avec l'interprétation transgénérationnelle du mythe d'Œdipe. Si une telle lecture de l'œuvre de Sophocle semble aujourd'hui innover, ce n'est là qu'une conséquence de notre éloignement des valeurs traditionnelles qui la fondent. Cependant, la redécouverte des lois transgénérationnelles dans les analyses contemporaines aura permis de retrouver ces traditions auxquelles Sophocle est resté fidèle et qui transparaissent entre les lignes de son œuvre.

Cycles et deuils

Le rapport au temps est cyclique dans la culture mythologique et non pas linéaire ou chronologique comme nous le concevons généralement aujourd'hui. Cette autre manière d'en référer au temps correspond à l'analyse des phénomènes transgénérationnels, laquelle décrypte, ou dévoile, ce passé resté présent, ces histoires non terminées de nos ancêtres. C'est ici la fin d'un cycle qui détermine la durée d'un apprentissage, d'une saison, d'une vie, le temps qu'il aura fallu pour intégrer un événement. Tant qu'un cycle n'est pas bouclé, le temps reste suspendu, il ne s'écoule pas, une règle qui se retrouve dans le fonctionnement des héritages transgénérationnels.

Dans ce cadre, l'on comprend pourquoi les Anciens avaient pour principe de ne pas juger de la vie d'un homme tant qu'il ne l'aura pas terminée. Contrairement à la fin de vie de Périclès, celle d'Œdipe est couronnée par un amour filial restauré qui le lie à Thésée.

Georges Méautis nous rend attentif à la noblesse de cœur qui prévaut dans la fin de vie si particulière d'Œdipe, comme si sa capacité à aimer avait été pleinement rétablie. « Les Grecs attachaient une extrême importance aux dernières paroles d'un homme. Elles étaient pour eux comme un testament, un message sacré que l'on emporte pieusement avec soi tout au cours de la vie. Lorsqu'Andromaque, au dernier chant de l'*Iliade* (v.743), se lamente sur le cadavre d'Hector, elle regrette surtout de n'avoir pu recevoir de sa bouche expirante une "parole dense", riche de sens qui pût lui servir de réconfort et de guide. Cette conception antique nous éclaire sur le sens profond des dernières paroles d'Œdipe : "Mes filles, en ce jour, vous n'aurez plus de père. Tout est fini pour moi. Vous n'aurez plus le souci pénible de me nourrir. Je sais combien ce soin fut dur, mes enfants, mais une seule parole vous libère, compense toutes ces peines. Il n'est personne qui vous ait aimées plus que ce père, dont vous allez être privées pendant le reste de votre vie." Tel est le message précieux, tel est le testament qu'Œdipe laisse à ses filles et nous savons toute la profondeur, l'intensité de son amour. »[105] Ce point crucial de la fin de vie d'Œdipe nous renseigne encore sur la nature de ce sujet qu'il est devenu. Malgré les épreuves endurées, Œdipe plus que jamais est capable d'amour. Là aussi, entre son premier amour pour Jocaste et cet amour filial pour ses filles, Œdipe achève un cycle qui le grandit et lui confère une stature supérieure.

Sa fin glorieuse à Colone révèle l'ensemble du cycle qui le fera entrer dans l'Histoire. Et rétrospectivement, la peste à Thèbes trouve son épilogue avec la prospérité qu'Œdipe garantit à Athènes. Si le mérite de poser les termes d'une interrogation sur son destin revient à la première pièce, *Œdipe-roi*, la réponse se trouve dans la seconde pièce, *Œdipe à Colone*. Le cycle commencé au début de la première pièce et qui s'achève à la fin de la seconde, nous permet de prendre la mesure du message de Sophocle.

Parmi les lois non écrites que l'on retrouve dans la mythologie, il y a donc celles qui portent sur les cycles de vie, sur cet éternel retour de la vie après la mort, du jour après la nuit, à l'image des mouvements dits « circadiens ». Mais pour que des cycles puissent s'achever, il faut respecter les anciennes traditions, chtoniennes, ou matriarcales, lesquelles réclament notamment que l'âme des morts bénéficie d'un rituel susceptible de les apaiser, afin qu'ils ne hantent pas les vivants. Seule une bonne clôture des cycles garantit le renouvellement de la vie. Les vivants sont donc concernés par leurs morts, qui doivent être enterrés selon certains rituels pour les faire entrer dans l'histoire. Rien n'est plus toxique que ces deuils non faits qui aliènent des familles sur plusieurs générations, perturbant le cours naturel du renouvellement de la vie. Voilà pourquoi offrir une sépulture aux morts est un acte sacré, prophylac-

---

[105] Georges Méautis (1957), *Sophocle, essai sur le héros tragique*, Albin Michel, Paris, p.168.

tique, et dont la transgression pouvait s'avérer lourde de conséquences pour les survivants.

Fustel de Coulanges précise ces croyances chez les anciens Grecs : « L'âme qui n'avait pas de tombeau n'avait pas de demeure. Elle était errante. En vain aspirait-elle au repos, qu'elle devait aimer après les agitations et le travail de cette vie ; il lui fallait errer toujours, sous forme de larve ou de fantôme, sans jamais s'arrêter, sans jamais recevoir les offrandes et les aliments dont elle avait besoin. Malheureuse, elle devenait bientôt malfaisante. Elle tourmentait les vivants, leur envoyait des maladies, ravageait leurs moissons, les effrayait par des apparitions lugubres, pour les avertir de donner la sépulture à son corps et à elle-même. De là est venue la croyance aux revenants. Toute l'Antiquité a été persuadée que sans sépulture l'âme était misérable, et que par la sépulture elle devenait à jamais heureuse. Ce n'était pas pour l'étalage de la douleur que l'on accomplissait la cérémonie funèbre, c'était pour le repos et le bonheur du mort. »[106]

Toute l'intrigue montée par Sophocle dans *Antigone* tourne d'ailleurs autour de cette question fondamentale. Au nom de ces anciennes lois non écrites (chtoniennes ou matriarcales), Antigone se révolte contre l'ordre de Créon qui refuse au fils d'Œdipe, Polynice, le droit d'être enterré selon les rites, coupable qu'il fut d'avoir déclaré la guerre à la cité. Son corps gît à ciel ouvert, servant de nourriture aux oiseaux et aux chiens. Tirésias viendra faire entendre raison à Créon car de grands malheurs se préparent puisque les dieux n'acceptent plus leurs offrandes. « Nos hauts autels, nos foyers bas se trouvent tous pareillement souillés par cette pâture offerte aux oiseaux et aux chiens, par cette chair du pauvre fils d'Œdipe tombé dans la bataille. Les dieux dès lors n'agréent plus nos

---

[106] Fustel De Coulange (1864), *La Cité Antique*, Flammarion 2009, Paris, p. 42.

sacrifices suppliants, ni le feu allumé sous les cuisseaux de nos victimes ; les oiseaux ne font plus entendre le bruissement d'aile propice ; ils se sont trop repus de la graisse sanglante du héros massacré ! Pense à cela mon fils. L'erreur est fréquente chez tous les mortels, mais une fois l'erreur commise, celui-là cesse d'être un sot, un malheureux, qui sait se guérir du mal qui l'a frappé et se laisse convaincre. »[107]

Les interventions de Tirésias le démontrent ; la perception de ce que les Anciens appellent la vérité, *Alètheia*, joue un rôle essentiel pour clore des cycles. Les initiés, les porte-parole des oracles, les devins, y accèdent et leurs révélations sont souvent synonymes d'ouverture et/ou de fermeture de cycles puisqu'ils lèvent le voile sur ce qui est caché. Mais dire la vérité n'est pas enseigner à voir la vérité. Sans une initiation menée dans les règles de l'art, accéder à la vérité par accident, ou de manière fugace, n'est pas sans danger. Œdipe en fera les frais, lui qui, au lieu de s'interroger plus avant sur le sens de l'oracle, fonce tête baissée dans le piège. Contrairement à ce que prône Confucius - *quand un homme à faim, mieux vaut lui apprendre à pêcher que de lui donner un poisson* -, Tirésias cède à l'insistance d'Œdipe sans lui transmettre le savoir qui lui aurait permis de trouver par lui-même les réponses à ses questions. Dans cette perspective, le mythe d'Œdipe illustre un processus d'initiation déréglé, qui laisse le sujet dans la nécessité d'assumer les conséquences d'une absence de préparation. Reste que si Œdipe passe pour un héros à la fin du mythe, c'est peut-être aussi pour avoir su se rattraper et faire sienne sa vérité, comme s'il avait fini par trouver lui-même cet accès à *Alètheia*, comme s'il avait appris à pêcher ce poisson précédemment arraché de la bouche de Tirésias.

---

[107] Sophocle, « Antigone », dans *Tragédies*, traduction de Paul Mazon, Gallimard, 1973, p. 119.

Accéder à l'être et à ses vérités est un des dénominateurs communs aux savoirs anciens et aux connaissances actuelles lorsqu'il est question de thérapie, de spiritualité, d'interpréter les symptômes pour en dégager la symbolique perdue. Dans cette dimension symbolique, le dialogue est rendu possible par une même quête de vérité, celle originaire, qui permet de refermer les cycles. Face aux manques d'intégration qui font retour, traduire les symptômes, restaurer leur symbolique et rétablir des échanges fertiles entre le visible et l'invisible, c'est œuvrer à l'achèvement de certains cycles. En d'autres termes, il s'agit pour le sujet d'intégrer ici et maintenant des cycles restés ouverts, ce passé toujours présent. C'est alors que l'accomplissement, ou la fermeture de ces cycles restaurent le mouvement fertile de la vie, son unité première. Ainsi, la prospérité qu'Œdipe offre à Thésée au terme de son accomplissement de sujet illustre ce qui peut arriver lorsqu'un cycle parvient à son terme.

Filiations et transmissions

Parallèlement à cette conception cyclique du temps, la culture d'une mémoire de la filiation remonte très loin dans l'antiquité. Dans un précédent livre[108] j'avais déjà évoqué d'anciennes références à la filiation et au transgénérationnel, dans la Bible notamment. Un passage classique des « Histoires » d'Hérodote témoigne encore de l'importance de la filiation chez les anciens Égyptiens. Lors d'un voyage en Égypte, l'historien grec Hécatée de Milet présenta sa généalogie aux prêtres et prétendit descendre d'un dieu, un de ses ancêtres qui remontait à seize générations. Hérodote raconte alors que ces prêtres agirent avec Hécatée de Milet « comme ils firent depuis à mon égard quoique je ne leur eusse rien dit de ma famille. Ils me conduisirent dans l'intérieur d'un

---

[108] *L'intégration transgénérationnelle, ces histoires qui hantent le présent*, Génésis éditions, 2020, Genève.

grand temple où ils me montrèrent autant de colosses de bois qu'il y avait eu de grands prêtres. Car chaque grand prêtre ne manque point pendant sa vie d'y placer sa statue. Ils les comptèrent devant moi et me prouvèrent par la statue du mort et en les parcourant ainsi de suite jusqu'à ce qu'ils me les eussent toutes montrées que chacun était le fils de son prédécesseur. Hécatée parlait, dis-je, à ces prêtres, de sa généalogie et se faisait remonter à un dieu qu'il regardait comme le seizième de ses ancêtres. Ils lui opposèrent la généalogie de leurs pontifes dont ils lui firent l'énumération sans admettre qu'un homme eût été engendré d'un dieu comme il l'avait avancé. Ils lui dirent que chaque colosse représentait un « piromis »[109] engendré d'un « piromis » et parcourant ainsi les trois cents quarante-cinq colosses depuis le dernier jusqu'au premier ils lui prouvèrent que tous ces « piromis » étaient nés l'un de l'autre et qu'ils ne devaient point leur origine à un dieu ou à un héros. »[110] La preuve d'une si longue filiation constituait un argument de taille pour douter des allégations d'Hécatée de Milet. Il faudrait remonter à plus de 10'000 ans pour trouver des hommes qui fussent engendrés par des dieux, et non pas à seize générations comme prétendu. Mais surtout ce témoignage nous renseigne sur l'existence d'une filiation comportant trois cents quarante-cinq générations ! Assurément, ces Égyptiens savaient l'importance de ces liens et cultivaient la mémoire de leurs guides et aïeux, comme s'ils poursuivaient avec eux un dialogue spirituel au-delà de la mort.

La clinique transgénérationnelle redécouvre aujourd'hui la valeur de ces liens dans la filiation. Lorsque des événements ne sont pas intégrés, des cycles restent ouverts et transmettent des manques sur plusieurs générations comme si le temps ne passait pas. Des problématiques non résolues restent à la

---

[109] « Piromis » est un mot égyptien qui signifie « bon et vertueux ».
[110] Emile Pessonneau (1870), *Histoires d'Hérodote*, Charpentier, Paris, p. 180.

charge des héritiers et définissent cet *até* qu'évoquent les anciens Grecs. Nos connaissances contemporaines de la psyché confirment le fonctionnement de telles lois cycliques et l'analyse de ces répétitions peut conduire à la fermeture de certains cycles jusqu'alors non identifiés. La psychanalyse avait déjà identifié la dimension intemporelle de l'inconscient, réservoir des vécus non intégrés. La *gestalt thérapie*[111] a également repéré cette nécessité à intégrer des événements qui, autrement, laisseraient indéfiniment ouvertes des problématiques (gestalts) irrésolues. Daniel Lagache[112] voit dans l'effet Zeigarnik[113] une tentative de dégager le sujet des conflits inconscients non résolus. Dans *l'intégration transgénérationnelle*[114], j'ai proposé d'identifier à ce propos une « nécessité transférentielle »[115] qui reconnait aux phénomènes de répétition et de transfert toute leur importance. Au final, la bonne forme, ou « Gestalt » est une structure achevée, l'aboutissement et la fermeture d'un cycle.

Plus récemment, ce sont donc les analyses transgénérationnelles et la psychogénéalogie qui révèlent la présence de tels cycles restés ouverts sur plusieurs générations. Comme nous le verrons à propos de l'aliénation d'Œdipe, les derniers héritiers de ces cycles inachevés mettent en scène des situations laissant par exemple croire à des destins marqués par une quelconque malédiction et qui, en réalité, répondent aux lois

---

[111] Ou littéralement, « psychologie de la bonne forme ».

[112] Daniel Lagache, « Le problème du transfert », dans la *Revue Française de Psychanalyse*, n.1-2, 1952.

[113] Effet dit Zeiganik du nom de la psychologue ayant la première observé puis analysé cette tendance à ne pas oublier les données d'un problème tant qu'il n'est pas résolu.

[114] Thierry Gaillard (2020), *L'intégration transgénérationnelle, ces histoires qui hantent le présent*, Génésis éditions, Genève.

[115] Le transfert est un essai inconscient et spontané de revivre ce qui n'était pas entré dans l'histoire pour, peut-être, l'intégrer et permettre au passé de s'écrire enfin.

non écrites du « transgénérationnel ». Didier Dumas explique que les manques d'intégration qui traversent les âges peuvent s'accentuer d'une génération à l'autre. « Ce qui est dénié à la première sera forclos à la seconde, et dès la troisième génération, un délire pourra surgir, [...]. »[116] Une règle que Serge Tisseron aura également soulignée. Lorsque des événements, des deuils par exemple, ne sont pas intégrés, qu'ils sont « indicibles » au niveau de cette première génération, ils deviennent « innommables » pour la prochaine génération, « c'est-à-dire qu'ils ne peuvent plus faire l'objet d'aucune représentation verbale.ʼ Leurs contenus sont ignorés et leur existence seule est pressentie et interrogée. Les enfants des parents porteurs de traumatismes non élaborés peuvent développer des difficultés de pensée, d'apprentissage ou des craintes immotivées, phobiques ou obsessionnelles [...] À la génération suivante (qui est celle du « fantôme » en deuxième génération), les événements en cause, qui remontent maintenant à la génération des grands-parents, sont devenus non seulement « innommables » mais véritablement « impensables ». L'existence même d'un secret portant sur un traumatisme non surmonté y est ignorée. [...] Après la troisième génération, certains traumatismes dont l'existence est désormais complètement ignorée peuvent ne plus subsister que sous la forme de comportement ou de réactions affectives incongrus, c'est-à-dire dénués de portée adaptative, et même parfois en rupture totale avec les appartenances sociales de la famille et la tradition dont elle se réclame. »[117] À l'inverse d'une fonction édificatrice qui produit le verbe et les mots pour penser et intégrer son vécu, le manque de symbolisation génère des effets pathologiques allant crescendo avec les générations.

---

[116] Didier Dumas (1989), *Hantise et clinique de l'Autre*, Aubier, Paris, p. 243.

[117] Serge Tisseron et al. (1995), *Le psychisme à l'épreuve des générations, clinique du fantôme*, Dunod, Paris, p. 8.

Cette dégénérescence du symbolique commence avec le non-dit en première génération qui programme quelque chose d'innommable à la génération suivante. À la troisième génération, cet héritage transgénérationnel devient impensable et peut alors se manifester sous la forme d'une mise en scène (passage à l'acte), un type de communication archaïque qui vient représenter le passé non passé - à défaut de ne pouvoir le formuler autrement. Nous allons le voir, l'inceste et le parricide d'Œdipe illustrent un destin conditionné par ce genre d'accumulation des lacunes dans la transmission. Cette conséquence ultime d'une transmission transgénérationnelle de lacunes symboliques s'intègre dans le paysage de la clinique psychanalytique contemporaine. Françoise Dolto expliquait déjà qu'une psychose se construisait sur trois générations. Secrets, non-dits, dissimulations, événements tragiques, honteux, etc., tout ce qui rend difficile voire impossible une intégration de son vécu, tout ce qui est simplement refoulé ou dénié, vient alourdir un héritage laissé à l'entourage et aux nouvelles générations.

Les Anciens Grecs avaient conscience de ces lois transgénérationnelles. Une surprenante analyse d'un Helléniste du 19ème, Jules Girard, décrit parfaitement leur fonctionnement, notamment le fait que les manifestations des aliénations pouvaient « sauter » une génération : « Les prospérités d'un mortel s'expient donc comme ses fautes par sa postérité. De là ces phases de félicité et de malheur dans la fortune d'une même race, de là dans celle d'un homme en particulier ces variations imprévues ou imméritées qui semblent exclure de la direction du monde toute idée de justice. On les impute au caprice du sort ou à la passion malfaisante d'un dieu mais si l'on pouvait remonter le cours des temps et faire dans les générations précédentes le compte des joies et des erreurs on reconnaîtrait dans les épreuves actuelles de cette existence, qui paraît opprimée ou abandonnée au hasard, les effets réunis d'une loi naturelle. [...] Parfois la gloire et la prospérité sautent à plus d'une reprise une génération et il se produit dans la suite d'une même famille une alternative redoublée qui continue à intervalles égaux une double tradition d'éclat et d'obscurité, curieux phénomène d'atavisme assez voisin de ceux que la science constate pour les dispositions physiques et morales. »[118]

La métamorphose d'Œdipe

Comme nous allons maintenant l'analyser, Sophocle c'est conformé aux lois transgénérationnelles dans ses choix artistiques et dans la forme qu'il donne à sa propre version du mythe. Une version qui se distingue de celles antérieures sur de nombreux aspects. Par exemple, l'histoire évoquée par Homère ne mentionne pas cette transformation essentielle d'Œdipe. Celui-ci serait resté sur le trône de Thèbes, mais il aurait souffert le restant de ses jours de la persécution des Érinyes. Et chez Phérécyde de Syros, à Thèbes, Œdipe épouserait encore deux autres femmes, Euryganie puis Astymedusée, fille de Sthénélus II.

Dans la première des deux pièces, *Œdipe-roi*, Sophocle révèle l'ampleur de l'aliénation de son personnage ainsi que les conséquences de la méconnaissance qu'Œdipe a de lui-même. Dans la seconde pièce, *Œdipe à Colone*, Sophocle présente le processus de guérison ou d'intégration par Œdipe de ses héritages transgénérationnels. Parallèlement à la métamorphose d'Œdipe, un cycle commence avec la peste à Thèbes et se termine avec la prospérité à Athènes. Comme nous le comprendrons au fur et à mesure de l'analyse, l'épidémie de peste qui se déclare au début d'*Œdipe-roi* provient du cumul des héritages non entrés dans l'histoire. À la fin de cette même pièce, la problématique jusqu'ici cantonnée sur la scène

---

[118] Jules Girard (1869), *Le sentiment religieux en Grèce: d'Homère a Eschyle*, Hachette, Paris, p.336.

extérieure, se transmet entièrement à Œdipe, jugé coupable d'inceste et de parricide. Le pathos est ici assumé par Œdipe, et même si cela peut sembler paradoxal, c'est là le premier pas vers sa guérison. Si la découverte de l'identité de ses véritables parents provoque sa tragédie, elle lui permet cependant d'être enfin conscient de ses origines. Œdipe pourra dès lors renaître et sortir de la matrice aliénante.

Il faudra toutefois attendre l'épilogue à Colone pour mesurer à quel point Œdipe s'est libéré de ses aliénations transgénérationnelles. Son engagement face à la peste, sa découverte de l'identité réelle de ses parents, sa traversée du désert de Thèbes à Colone et sa réconciliation finale avec les dieux et avec les hommes sont les principaux jalons qui nous renseignent sur le fonctionnement des lois transgénérationnelles. Une progression par étape qui respecte à la lettre le processus d'intégration des aliénations et qui en dit long sur les connaissances de Sophocle en la matière.

Pour comprendre le message profond du mythe, il ne faut donc surtout pas s'arrêter à la seule lecture de la première pièce de Sophocle, *Œdipe-roi*. Dans cette première partie du mythe, Œdipe serait victime des dieux : avant même sa naissance les oracles lui auraient prédit un avenir tragique, comme s'il héritait d'une malédiction frappant la lignée des Labdacides, l'*até* comme les anciens Grecs la nommaient. La scène finale *d'Œdipe-roi* semble confirmer un verdict sans appel. Mais si Sophocle semble souscrire à cette option, ce n'est que pour mieux la dépasser dans sa seconde pièce, *Œdipe à Colone*. Aller dans le sens des apparences, comme pour rassurer, et ensuite seulement transcender ce qui semblait être une impasse, c'est ce à quoi Sophocle emploie son génie. D'ailleurs, à y regarder de plus près, tout dans *Œdipe-roi* prépare le terrain à cet heureux épilogue, comme si la peste elle-même programmait et réclamait la prospérité à Colone.

En commençant avec la description de l'épidémie de la peste, Sophocle indique qu'il s'engage sur un terrain qui réclame une thérapeutique spirituelle ou magico-religieuse. En même temps, il s'agit de guérir Œdipe (et à travers lui la mémoire de Périclès) de ses aliénations pour avancer un modèle idéal de sujet et de citoyen pour la démocratie athénienne.

Les phénomènes transgénérationnels font partie de ces connaissances qui furent perdues avec le passage du *mythos* au *logos*, mais qui redeviennent indispensables lorsque les limites de la raison sont atteintes. Même oubliées, personne ne saurait se soustraire à ces lois dont l'ignorance est elle-même fautive. André Bonnard le dit en ces termes : « Dans *Œdipe-roi*, Œdipe était frappé non pour une faute personnelle mais en tant qu'homme ignorant et agissant, par la loi de la vie à laquelle se heurte tout être agissant. Sa seule faute résidait dans son existence, dans la nécessité où l'homme est mis d'agir dans un monde dont il ignore les lois. »[119]

Comme son histoire en rend compte, l'ignorance coupable d'Œdipe porte sur sa filiation et sur ses véritables origines. Lorsqu'un convive enivré avait vendu la mèche en le traitant d'enfant trouvé, ses parents adoptifs avaient démentis ces allégations. Ainsi, non seulement Œdipe ignorait l'identité de ses géniteurs, mais en plus il subissait les effets d'un mensonge de la part de ceux en qui il avait placé sa confiance. C'est un sujet qui a pourtant toute son importance dans l'esprit de l'époque. Par exemple, à Diomède qui l'interroge sur son identité « qui donc es-tu ? », Glaucos présente un armorial prestigieux, récite un arbre généalogique de soixante-six vers, racontant les exploits merveilleux de Bellérophon, son grand-père, aussi fameux que Sisyphe, fils d'Éole. Et lorsqu'Œdipe

---

[119] André Bonnard (1954), *Civilisation grecque*, La Guilde du Livre, Lausanne, p.119.

apprend son adoption par Polybe et Mérope c'est tout naturellement qu'il veut connaître l'identité de ses parents, lesquels semblait-il habitaient à Thèbes. Comment pourrait-il comprendre Jocaste qui tente de le dissuader de poursuivre son enquête ?

Dans *Œdipe-roi* et dans *Œdipe à Colone*, Sophocle fait à plusieurs reprises des références aux ancêtres, en particulier à Cadmos. Le premier vers de l'œuvre s'y réfère : « Enfants, jeune lignée de notre vieux Cadmos, que faites-vous là ainsi à genoux, pieusement parés de rameaux suppliants. » Cette allusion présage de la présence des ancêtres, une évidence pour les contemporains de Sophocle comme nous l'avons vu dans les chapitres précédents.

Un retour sur la généalogie d'Œdipe nous fera mieux comprendre ses liens avec l'histoire de Thèbes. Il apparaîtra que le destin d'Œdipe sera de revenir non seulement sur la part cachée de ses origines, mais également sur des événements longtemps occultés par les Thébains. Luc Ferry aussi explique qu'il faut remonter aux origines de Thèbes pour comprendre l'histoire d'Œdipe : « si les générations n'existaient pas, le cosmos serait figé pour l'éternité dans un ennui complet. Mais l'existence des générations, c'est aussi le risque constant de dérapages tragiques. Voilà pourquoi il faudrait en vérité, retracer toute l'histoire de Thèbes depuis sa fondation par Cadmos, pour comprendre jusque dans ses racines la malédiction qui frappe Œdipe. »[120] Un nécessaire retour aux sources explicite dans les *Phéniciennes*[121], où Euripide fait dire à Œdipe son propre rôle dans la transmission des aliénations transgénérationnelles : « Moi qui ai transmis à mes enfants les malédictions héritées de Laïos. »

---

[120] Luc Ferry (2008), *La sagesse des mythes*, Plon, Paris, p. 360.
[121] Euripide, « Les Phéniciennes », traduction de Marie Delcourt-Curvers, in *Tragédies Complètes*, Folio 1989, Paris, v. 1585-1619.

La généalogie d'Œdipe

L'histoire de Thèbes commence avec sa création par l'ancêtre d'Œdipe, Cadmos. Ce dernier engendre deux descendances, d'abord les Autochtones en plantant les dents d'un dragon vaincu dans la terre, puis les Labdacides qu'il engendre avec la déesse Harmonie.

La légende raconte qu'avant de pouvoir épouser la déesse Harmonie, Cadmos dut servir les dieux pendant sept années. Une période de servitude en expiation du meurtre du dragon, l'ancien gardien chargé par les dieux de garder la région. Une autre légende raconte que Cadmos aurait rendu un grand service aux dieux et que ceux-ci décidèrent de lui permettre d'épouser une déesse. Dans les deux cas, l'union de Cadmos avec Harmonie est subordonnée aux dieux de l'Olympe. La filiation autochtone au contraire, issue de la terre (ou de la Mère-Terre) que Cadmos avait fécondée avec les dents du dragon, relève des plus anciennes divinités, vénérées à l'époque matriarcale. Les Autochtones furent les premiers à naître, même si la chose fut d'emblée tragique. En effet, ils émergèrent de la terre armés de pied en cap pour s'engager aussitôt dans une lutte fratricide sanglante. Jean Alaux précise que « par une curieuse et fructueuse inconséquence, cinq survécurent et marquèrent de leur héritage les dynasties issues de Cadmos, parmi lesquels on citera Échion, époux d'Agavé, qui engendra Penthée. »[122] Pour cet auteur comme pour nombres de commentateurs, ce massacre fratricide présage de la fin tragique des fils d'Œdipe.

D'après la légende, c'est donc avec l'aide des Autochtones que Cadmos construisit la cité de Thèbes. De Cadmos à Œdipe, en passant par Échion, Penthée, Ménécée et Jocaste, cette

---

[122] Jean Alaux (2007), « Ombre et lumière de l'origine », *Les Phéniciennes, la famille d'Œdipe entre mythe et politique*, Belin, Paris, p.96.

filiation est le fruit d'un geste fertile avec la terre, une sorte d'inceste symbolique avec la Mère-Terre (rappelons que dans le régime matriarcal, le père n'a pas encore été reconnu dans sa fonction génitrice et que la fusion à la mère est la norme). Par allusion à leurs origines terrestres, voire infernales, les Autochtones sont également désignés comme étant les « Semés », ou encore les « Chtoniens ». Puisqu'elle est issue de Cadmos, premier roi de Thèbes, cette descendance peut légitimement prétendre à la couronne. Du côté des Labdacides, la filiation va de Cadmos à Polydoros, Labdacos, Laïos et finalement Œdipe. Celui-ci est le père d'Étéocle et de Polynice, cinquième génération des Labdacides.

Le trône de Thèbes sera occupé tantôt par des membres de la filiation autochtone, tantôt par ceux de la lignée des Labdacides. Une rivalité incessante les opposera et l'histoire de Thèbes va illustrer ce que nous observons également à l'échelle mondiale depuis des temps anciens et toujours sous les feux de l'actualité : l'opposition entre deux types de culture, entre celle qui se réclame des lois non écrites et celle qui se justifie au nom des lois écrites par les hommes. L'histoire pullule de ces tragédies, invasions, colonisations, justifiées par un principe considéré supérieur (religieux, nationaliste, économique, etc.) face à des autochtones (plus écosensibles et traditionnels) qui parfois ne s'imaginaient pas que la terre puisse appartenir de droit à des hommes. En 1845, Seattle, chef indien Suquamish, prononce ces mots célèbres devant l'assemblée des tribus : « Nous le savons, la terre n'appartient pas à l'homme, c'est l'homme qui appartient à la terre. Nous le savons : toutes choses sont liées comme le sang qui unit une même famille. Toutes choses sont liées. Tout ce qui arrive à la terre arrive aux fils de la terre. L'homme n'a pas tissé la toile de la vie, il n'est qu'un fil de tissu. Tout ce qu'il fait à la toile, il le fait à lui-même. »

Les deux descendances de Cadmos

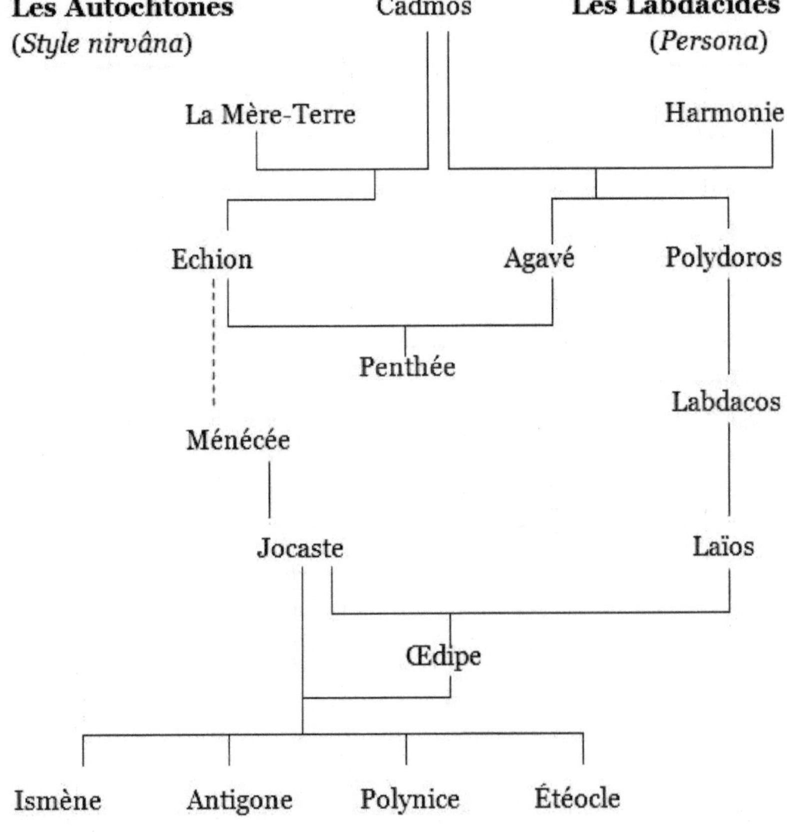

C'est Penthée que Cadmos désigne pour lui succéder. Il est le fils d'Échion, un des hommes qu'il avait engendrés en plantant les dents du dragon dans la terre, et d'Agavé, issue de son couple avec Harmonie. Ce choix semble respecter un certain équilibre entre les deux filiations. Mais les choses vont se gâter et la dimension fertile du fondateur de Thèbes, celle qui aura donné naissance à la cité, va se perdre et se diviser de manière symptomatique.

Malgré les tentatives d'arbitrage de Cadmos, les Labdacides et les Autochtones n'auront de cesse de se disputer le trône comme le feront encore les frères rivaux et fils d'Œdipe, Polynice et Étéocle. La légende de Thèbes illustre dès la première succession un schéma classique qui voit l'unité fertile se perdre dans des parties conflictuelles. Lorsqu'elles se complètent et s'enrichissent mutuellement ces deux parties ne nuisent pas à la dimension symbolique de l'ensemble. En revanche, quand ces différences deviennent sources de conflits, l'unité fertile est perdue et les conflits s'amplifient à chaque nouvelle génération de Thébains, jusqu'à conditionner la tragédie d'Œdipe. En effet, les deux filiations qui s'affrontent préparent le terrain à la tragédie qui se rejouera entre Œdipe et ses parents, chacun symbolisant une des deux lignées. En d'autres termes, les conflits entre les deux filiations amplifient à chaque génération les lacunes d'intégration dont la charge se concentrera sur Œdipe. Il en hérite autant par sa mère (de la descendance autochtone) que par son père (de la lignée des Labdacides). Nous allons le voir, les conflits non intégrés qu'il hérite de ses deux parents l'empêchent de naître en tant que sujet, raison pour laquelle il devra renaître pour advenir sujet.

L'opposition entre les Labdacides et les Autochtones renvoie à une problématique essentielle. William Guthrie le précise : « En ce qui concerne la Grèce des temps historiques, la distinction la plus élémentaire à établir est celle qui sépare les religions olympienne et chtonienne ; les cultes de l'air pur déroulent leurs rites sur les sommets des montagnes sacrées et sont caractérisés par la joie de vivre, l'amour de tout ce qui est sain, la franchise ; ils s'opposent aux cultes de la terre et des régions souterraines, qui sont souvent marqués par l'obscurité, la terreur et un désir mystique de s'unir avec le dieu. »[123]

---

[123] William Guthrie (1956), *Orphée et la religion Grecque*, Payot, Paris, p. 16.

Pour comprendre les racines du mal dont Œdipe hérite, il fallait repérer l'origine du conflit, le moment où la ville de Thèbes perd le principe d'unité et cette dimension symbolique garante de la fertilité de son fondateur. Avec l'aide des dieux de l'Olympe, ce sont les Labdacides qui lancent les hostilités. Ils accusent Penthée de ne pas vraiment appartenir à la seule lignée digne de régner - selon leurs critères. Penthée est notamment accusé de ne pas reconnaître les privilèges dont Dionysos aurait dû bénéficier, étant fils de Zeus. Les dieux de l'Olympe ne se font pas prier pour intervenir et favoriser les Labdacides. Dionysos en personne se chargera de faire éliminer Penthée pour permettre à Polydoros de s'emparer du trône.

Reprenons donc le fil de ces événements lourds de conséquences puisqu'ils provoqueront la perte des qualités fertiles de Cadmos, le fondateur de la cité. Alors qu'il régnait sur Thèbes, Penthée se laissa entraîner par Dionysos sur le Mont Cithéron. C'est là que sa mère, Agavé, avec d'autres Thébaines, se vouaient en secret aux transes dionysiaques, célébrant le vin et l'ivresse. Lorsque ces Bacchantes découvrent la présence de Penthée elles le confondent par erreur avec un lion et se précipitent telle une meute de furies pour le massacrer. En tuant son fils de ses propres mains, Agavé commet alors le premier infanticide de l'histoire de Thèbes. Lorsqu'elle reprendra ses esprits, devant l'horreur de ses actes, la malheureuse ne trouvera plus la paix. Comment une mère pourrait-elle faire le deuil d'un fils qu'elle a elle-même massacré ?

Ce premier infanticide va marquer des générations de Thébaines et l'ensemble de la collectivité. Sur le plan visible, il précipite le changement de roi sur le trône de Thèbes. Sur le plan invisible, il laisse en héritage un deuil impossible à faire puisqu'il remet en cause le principe même de la fécondité. Ce deuil non fait se rejouera notamment dans le destin d'Antigone[124], elle-même aliénée par un tel héritage. Autrement dit, pour la filiation autochtone et pour la fonction fertile matricielle, le meurtre du fruit de sa chair restera une plaie ouverte, d'autant plus que le régime patriarcal en profitera pour assoir son pouvoir. Le non-respect des anciennes lois (réclamant que les deuils se fassent), provisoirement subordonnées aux intérêts du nouveau régime olympien, va générer son lot de misères. Voilà bien en quoi le patriarcat peut abuser de sa nouvelle position dominante envers le matriarcat, abus qui lui sera retourné avec le parricide d'Œdipe.

Ce qui semble pur bénéfice pour les Labdacides cache une réalité bien moins enviable. En effet, monter sur le trône dans ces conditions, c'est aussi endosser la responsabilité de ces abus dont les conséquences s'amplifient au fil des générations. En profitant de la misère des Autochtones, les Labdacides se privent d'une dimension essentielle dans la filiation, celle du maternel sans laquelle les générations ne s'articulent plus les unes aux autres. Les Labdacides souffriront dans leurs rapports à la Terre-Mère : Labdacos dont le nom signifie « boiteux », Laïos est dit « gauche » et Œdipe dont le nom signifie « pieds enflés ». Mais surtout, les fils et les pères ne se rencontreront plus dans la lignée des Labdacides ! Parce qu'ils sont dans une posture abusive, aucun des Labdacides n'accède à une fonction édificatrice qui donnerait naissance au sujet chez leurs enfants. En effet, Polydoros meurt prématurément, laissant derrière lui un fils, Labdacos, trop jeune pour reprendre le trône. Et pareillement, Labdacos laisse un enfant en bas âge, Laïos, qui doit se réfugier chez un roi voisin lorsque son père meurt. Ultime évitement entre les pères et les fils, Laïos condamnera Œdipe, trois jours après sa naissance, à être pendu par les pieds et exposé à la merci des bêtes sauvages sur le Mont Cithéron. Certes les Labdacides, représentants des dieux de

---

[124] Voir l'analyse transgénérationnelle d'Antigone dans *L'intégration transgénérationnelle*, Ecodition 2019, Genève, pp.245-252.

l'Olympes, ont pris le pouvoir sur les Autochtones, représentants des divinités Chtoniennes, mais la manière par laquelle ils y sont parvenus est bien lourde de conséquences. Elle génère cette nouvelle problématique entre les pères et les fils, une problématique typiquement moderne, castratrice, allant jusqu'à cette tentative d'infanticide de Laïos et qui finalement provoquera le parricide d'Œdipe, dont le bras se trouve être au service des lois matriarcales trop longtemps abusées.

Les conséquences de l'infanticide d'Agavé se répercutent aussi sur l'ensemble des Thébains. La mort tragique du premier héritier de Cadmos ne sera pas intégrée et ouvrira une période de troubles, un cycle qui ne s'achèvera qu'à Colone et grâce à la renaissance d'Œdipe comme nous le verrons. En attendant, le retour d'Œdipe à Thèbes se juxtapose au passé resté présent chez les Thébains. Le manque d'intégration du drame de Penthée génère ce que l'on appelle aujourd'hui un fantôme, celui d'un être dont le deuil ne saurait se faire. Le fantôme des Thébains (Penthée) fera ainsi son retour avec Œdipe. Ce n'est pas un hasard si Œdipe aurait dû périr au même endroit que Penthée, sur le Mont Cithéron, tous deux victimes d'un geste infanticide. Et lorsqu'il retourne dans la cité de Thèbes, c'est pour s'assoir sur un trône vacant, comme si le fantôme de Penthée était ainsi réhabilité dans ses droits par la toute-puissance des lois invisibles. Ce retour de Penthée sous la forme d'Œdipe corrobore également l'idée proposée dans le précédent chapitre, à savoir : avec son Œdipe, Sophocle cherche à guérir sa ville de la disparition tragique de Périclès. La peste qui emporte Périclès est à l'image des ravages d'une Mère-Terre incapable de faire le deuil d'un fils qu'elle aura elle-même mis à mort. La peste exprime l'impasse qui est celle d'Agavé et du féminin matriciel abusés par la prise de pouvoir des Labdacides. Il ne faut donc pas s'étonner qu'*Œdipe-roi* s'ouvre sur une même confrontation entre Œdipe-Périclès et la peste.

L'ordre de succession des rois de Thèbes se résume ainsi : après le meurtre de Penthée par sa mère Agavé, c'est donc Polydoros qui s'empare du trône. Niktéis, une femme issue de la lignée autochtone, lui donnera un fils nommé Labdacos. Celui-ci hérite du trône, mais à cause de son jeune âge, les Autochtones reprennent le contrôle. Les conflits se poursuivent entre les deux filiations qui connaissent des fortunes diverses. Laïos, fils de Labdacos est lui aussi trop jeune pour régner lorsque son père meurt. Il doit abandonner le trône aux mains des descendants de la filiation autochtone : Niktée et Lykos. À leur suite, ce sont des jumeaux, Amphion et Zéthos qui règnent sur Thèbes. Pendant ce temps, Laïos grandit auprès du roi Pélops qui lui avait offert son hospitalité. Ce dernier en fut mal récompensé puisque Laïos provoquera la mort de son fils. En effet, l'histoire raconte que Laïos avait séduit et abusé le jeune Chrysippe, lequel, de honte, finira par se suicider. Pleurant la mort de son fils, Pélops en appelle à la justice divine et lance une malédiction sur Laïos. Selon certains commentateurs de la légende thébaine, cette tragédie et la malédiction prononcée à cette occasion expliquent la succession des malheurs qui décimeront la lignée des Labdacides. De mon point de vue, il s'agit là d'un événement symptomatique qui vient s'inscrire à la suite de la perte du principe d'unité dans la succession de Cadmos depuis l'infanticide d'Agavé. Un événement non intégré dont les conséquences transgénérationnelles iront crescendo au fil des générations jusqu'à son comble, le parinceste d'Œdipe.

En attendant que s'accomplisse la tragédie d'Œdipe, Laïos reprend le trône de Thèbes à titre de descendant légitime des Labdacides. Il est toutefois stérile et sans descendance. Interrogé à ce propos, l'oracle l'avertit que s'il engendre un fils, celui-ci le tuera et épousera sa mère. En clair, l'oracle l'avertit d'un retour à l'ère matriarcale. Un mouvement qui commence lorsque Jocaste, sa femme, l'enivre pour parvenir à ses fins et concevoir un fils. L'ivresse de Laïos fait ici écho à celle des Bacchantes lorsqu'elles avaient massacré Penthée. En faisant boire Laïos et en l'amenant à concevoir un fils, Jocaste renverse les rôles, comme pour faire revivre Penthée.

Ce schéma vengeur du féminin matriarcal sur les abus des représentants du patriarcat n'est pas nouveau. Gaïa déjà s'était vengée de son mari Ouranos qui ne cessait de lui faire des enfants mais qu'il détestait au point de les empêcher de sortir de la matrice. Puisqu'elle étouffait de subir un tel traitement, Gaïa exhorta Chronos, un de ses fils, à se révolter. Avec la faucille que sa mère lui aura donné Chronos tranche le sexe de son père. On le comprend, le père abuseur du féminin, qui n'est pas encore édificateur et qui empêche ses enfants d'advenir en tant que sujets provoque sa propre tragédie. Il convient ici d'associer le destin d'un Œdipe, bras vengeur du matriarcat lassé des abus du patriarcat, avec celui de Chronos qui renverse Ouranos, lui aussi abuseur et qui manque à son devoir de père aimant, c'est-à-dire à sa fonction de père édificateur.

L'héritage aliénant d'Œdipe

Avant même de naître, Œdipe hérite des manques cumulés par les deux lignées thébaines : fils condamné par son père du côté des Labdacides, et porteur du fantôme de Penthée du côté de Jocaste et des Autochtones. La peste que Sophocle décrit au début d'*Œdipe-roi* vient signifier la présence des aliénations que ses parents lui auront léguées et qui les empêchent de donner naissance au sujet en Œdipe. De ce point de vue, ils sont tous deux stériles et la peste en est la manifestation. Elle constituera le point de départ de l'enquête d'Œdipe. C'est donc la peste qui conduira Œdipe d'une part à découvrir son parricide et son inceste, et d'autre part, à renaître en tant que sujet.

En décidant de faire périr Œdipe trois jours après sa naissance, Laïos s'inscrit dans une tradition de perpétuation et d'amplification des aliénations transgénérationnelles. Au lieu d'interpréter la parole de l'oracle pour incurver le destin annoncé et offrir à son fils une alternative, il prend le discours de l'oracle pour argent comptant. En condamnant Œdipe, Laïos laisse libre cours à sa paranoïa. Il signe là son arrêt de mort puisqu'Œdipe survivra et que la prochaine confrontation tournera à l'avantage du plus jeune. En effet, au lieu d'abandonner Œdipe sur le Mont Cithéron, pris de pitié, le berger chargé de cette mission préféra donner le nouveau-né à un berger du pays voisin. Ce dernier l'apportera à Polybe et Mérope, roi et reine de Corinthe trop heureux d'adopter cet « enfant de la fortune » car ils étaient stériles et désiraient un enfant.

Adulte, Œdipe est angoissé et souffre de cauchemars. Il se décide à quitter Corinthe pour consulter l'oracle. « Qui suis-je » lui demande-t-il. La réponse prend la forme d'une prédiction accablante : « tu tueras ton père et tu épouseras ta mère ! » Horrifié, désespéré, pour éviter de transgresser les tabous, Œdipe tourne le dos à ceux qu'il prend pour ses parents et se dirige vers Thèbes. Incapable d'entendre le message de l'oracle autrement qu'au premier degré, il reste tributaire des limites de sa raison, le jouet d'un destin qu'il met lui-même en scène. Pourtant, comme je l'ai expliqué auparavant, l'oracle lui signifie qu'il est encore soumis au régime matriarcal et qu'il n'est pas encore né en tant que sujet.

Mais précisément, parce qu'il n'est pas encore un sujet et parce qu'il est sourd à la dimension symbolique du message, victime de son ignorance sur ses origines, Œdipe s'enfuit simplement en direction de Thèbes. À la croisée de deux routes, un homme le provoque pour lui disputer la priorité. Dans la lutte qui s'engage, Œdipe tue son agresseur. Sans le savoir, Œdipe vient de tuer Laïos, son père biologique inconnu. Celui-ci se rendait aussi auprès de l'oracle pour se débarrasser d'une Sphinge qui terrorisait son royaume. Mi humain, mi animal, le monstre semait la terreur et tuait quiconque ne répondait pas correctement à ses énigmes. Pour Annick de Souzenelle la queue de serpent de la Sphinge renvoie aux aïeux d'Œdipe : « Il semble qu'elle (la Sphinge) ramasse en un bloc massif l'histoire des ancêtres et que le triste sort de Cadmos et Harmonie exilés et changés en serpents soit très présent dans l'œuvre restauratrice du quatrième de la lignée. Cette étape correspond dans toutes les traditions à la purification par l'eau - voire au baptême d'eau de Jean Baptiste. Lorsque l'homme ne vit pas cette purification, il ne connaît aucune naissance « par en haut » et stagne toute sa vie dans les marécages de l'inconscience, dans l'âme-groupe animale, mais n'entre pas dans une véritable dimension d'Homme. »[125]

Au même titre que les chérubins[126] gardent l'entrée du jardin d'Eden dorénavant interdit, il faut associer la figure de la Sphinge au franchissement du seuil d'un retour à la source et d'une traversée, ou renaissance. Originaire d'Égypte, le Sphinx est le « gardien de l'entrée et de la sortie de l'au-delà » nous explique Jean-Claude Golvin. « Il détruit les puissances néfastes et assure la renaissance chaque matin de l'astre solaire. Il symbolise ainsi la puissance de résurrection d'Osiris et de Rê. C'est à juste titre que l'on place parfois deux sphinx devant la porte d'un temple. Ces deux lions appelés « hier » et « demain » sont les génies des deux horizons, les agents de la renaissance du dieu-soleil. La porte du temple est une porte de vie, porte de la vie située au-delà. [...] Quand on sait que, pour les anciens Égyptiens, le soleil est enfant le matin, adulte à midi et vieillard le soir, on peut dire que non seulement l'être

---

[125] Annick de Souzenelle (1998), *Œdipe intérieur, la présence du Verbe dans le mythe grec*, Albin Michel, Paris, p. 47.
[126] Thierry Petit (2006), *Œdipe et le chérubin*, Kernos [En ligne], 19.

hybride grec doit être considéré comme étant d'origine égyptienne mais également la légende qui lui est attachée. »[127]

À Thèbes, tout se passe comme si, face au danger que représente la Sphinge, plus personne n'était en mesure de penser. Si l'épreuve de la Sphinge sélectionne le plus fort en résolution d'énigme, elle révèle tout autant l'incapacité de penser qui caractérise les Thébains, l'absence de sujets à Thèbes. Rappelons que la Sphinge fut envoyée aux Thébains par la déesse Héra, en représailles des abus de Laïos qui provoquèrent le suicide de Chrysippe. Cette faute morale de Laïos n'a pas empêché les Thébains d'en faire leur roi. Œdipe qui vient de régler son compte à Laïos ne partage donc pas cette responsabilité des Thébains qui ont offert le trône à Laïos. Privés de discernement, et maintenant aveuglés par la présence de la Sphinge, pour les Thébains la fin justifie les moyens : qui les sauvent du monstre mérite le trône. Cet unique exploit vaut-il pour autant tout l'or du royaume ? Pourquoi ne s'en trouve-t-il pas un seul à Thèbes capable de résoudre l'énigme de la Sphinge ? Cette absence de sujet chez les Thébains, incapables de dénoncer les dérives passées de leur roi, incapables de faire le deuil de Penthée, incapables de renouer avec la fertilité perdue de Cadmos, les rend vulnérables et leur incapacité à répondre correctement à la Sphinge représente l'impasse dans laquelle ils se trouvent en termes d'avenir et de régénération. Thierry Petit se réfère à la tradition orphique pour souligner l'importance de ces lacunes chez les Thébains. « Personne n'a proposé de les rapprocher des textes dits « orphiques » découverts dans des tombes de mystes, qui contiennent des prescriptions auxquelles le défunt doit se conformer lors de son voyage dans l'Au-delà. On y décrit pourtant un itinéraire au cours duquel le voyageur doit fournir des réponses et pronon-

---

[127] Jean-Claude Golvin, « Sphinx », dans *Le dictionnaire de l'ésotérisme*, sous la direction de Jean Servier, PUF, 2013, Paris, p.1229.

cer certaines formules qui lui ouvriront la route. »[128] Thierry Petit cite alors une traduction du *Hiéros Logos* de Christoph Riedweg : « [...] tu trouveras dans le palais d'Hadès à la droite une source et placé auprès d'elle un blanc cyprès : là, arrivant en bas, les âmes des morts se rafraîchissent. De cette source ne t'approche surtout point ! Au-devant tu trouveras, jaillissant du lac de Mémoire, de l'eau fraîche. Des gardiens sont au-dessus [d'elle]. Ils te demanderont, l'esprit pénétrant, pourquoi tu sondes les ténèbres du sombre Hadès. « Qui es- tu ? D'où es-tu ? » Toi, dis-leur bien toute la vérité ! « Enfant de la Terre je suis, et du Ciel étoilé. Et ma famille est céleste : cela, vous le savez bien vous-mêmes. Je suis desséché par la soif et je péris. Mais, donnez-moi vite à boire de l'eau fraîche du lac de Mémoire ! » Et, vraiment, ils vont le communiquer à la reine des enfers. Et eux-mêmes te donneront à boire de la source divine. Et en effet, après avoir bu, toi, tu prends le chemin sacré que parcourent aussi les autres mystes et bacches glorieux. »[129] C'est un même type d'épreuve qui est proposé à Œdipe avec l'énigme de la Sphinge. Parce qu'il n'est pas comme les autres Thébains, coupables d'avoir élu Laïos roi, la Sphinge laisse passer Œdipe. Celui-ci renoue alors avec ses origines, et donc avec Jocaste, avant de renaître en tant que sujet.

Une fois cette épreuve passée, la route s'ouvre pour offrir à Œdipe une deuxième vie. Après avoir tourné le dos à Corinthe et à ceux qu'il prend pour ses parents, son désir de « refaire sa vie » le conduit vers sa renaissance. Il se retrouve d'abord roi de Thèbes, à la place de son père Laïos, à la place de ses aïeux Penthée et Cadmos, comme si le pouvoir matriarcal et incestueux avait été restauré dans sa toute-puissance face au régime patriarcal.

---

[128] Thierry Petit (2006), *Œdipe et le chérubin*, Kernos [En ligne], 19.
[129] Christoph Riedweg (2002), « Poésie orphique et rituel initiatique ». Dans *Revue de l'histoire des religions*, tome 219 n°4, 2002. pp. 459-481.

Mais monter sur le trône d'un royaume si malade n'est pas sans risque. En acceptant d'être roi de Thèbes, Œdipe hérite aussi des problèmes non résolus des Thébains et de leur reine Jocaste. L'enthousiasme qui fait suite à la victoire sur la Sphinge n'empêche ni les Thébains ni Œdipe d'être aveugles. Tous sont inconsciemment aliénés par un passé resté obscur qui reviendra s'imposer avec la peste. Dans ce sens, si Œdipe passe l'épreuve de la Sphinge, ce n'est pas pour libérer les Thébains, mais pour leurs apporter une calamité encore pire : la peste. En portant la charge du deuil non fait de Penthée, (un événement non intégré et antérieur à celui qui concerne Chrysippe), Œdipe devient l'instrument des anciennes divinités matriarcales. La joie naïve des Thébains qui pensent résoudre leurs problèmes avec ce nouveau roi dénonce leur superficialité, leur éloignement de la vérité *Alètheia*. Ils ne se doutent pas qu'un loup vient d'entrer dans la bergerie, qu'ils ont eux-mêmes préparé l'arrivé de la peste en offrant le trône au meurtrier de Laïos.

Comme cela avait été promis à qui délivrerait la cité de cette calamité, en récompense de sa bravoure, Œdipe est donc élu roi de Thèbes. Comble des honneurs, avec le trône, il reçoit aussi la main de la reine. À cet instant, la deuxième partie de la prédiction s'accomplit puisque la reine n'est autre que Jocaste, sa mère biologique qu'il ne connaissait pas plus qu'il ne connaissait Laïos. Avec Jocaste, Œdipe aura deux filles, Antigone et Ismène, et deux fils, Étéocle et Polynice.

Telle est la situation à Thèbes lorsque Sophocle reprend l'histoire avec *Œdipe-roi*. Le rideau se lève sur un spectacle de désolation : la peste s'est abattue sur la cité comme si les anciennes divinités (chtoniennes et matriarcales) se vengeaient des abus des Labdacides et donc de Laïos. La peste décime les germes de la vie végétale, animale et humaine. Sophocle raconte ensuite de quelle manière, en cherchant à résoudre le problème de la peste, Œdipe découvrira ses véritables origines.

Il se reconnaîtra comme le fils de Laïos et de Jocaste et découvrira que c'est lui qui avait tué l'ancien roi lors d'une dispute à la croisée de deux routes. C'est donc aussi lui le responsable des malheurs causés par la peste, l'oracle ayant expliqué qu'elle provenait du deuil non fait de l'ancien roi. Voilà qui est représentatif d'une culpabilité automatiquement déléguée au fils dans ce passage du matriarcat à la modernité, lorsqu'il découvre l'existence d'un père jusqu'ici non reconnu et qu'aucun de ses parents n'assume une fonction édificatrice du sujet dans l'enfant.

À l'épreuve de son ombre

Accablé, Œdipe se crève les yeux, ne sachant plus à quoi se fier, ni à ce qu'on lui avait dit, ni à ce qu'il croyait voir (ou savoir). Au niveau symbolique, il perd l'usage de la raison, trop associée aux apparences, trompeuses eu égard à une connaissance plus profonde. Marcello Carastro reconnaît qu'en s'ôtant la vue, « Œdipe finira par incarner cette cécité aux oracles et au destin inéluctable qu'ils révélaient. Sophocle célèbre ainsi le triomphe du savoir prophétique traditionnel sur le savoir qui s'échafaude sur les signes sensibles et les conjectures. »[130] Tout semble indiquer que l'homme doit aller au bout de ce que sa raison lui dicte, non pas pour en confirmer le bienfondé, mais pour en éprouver les limites et rejoindre un autre type de connaissance. Ce plongeon dans l'obscurité rappelle ces rituels ancestraux de passages dans des grottes, ou dans la Mère-Terre, la perte du repère temporel du jour et de la nuit pour être confronté à l'intemporel de ses origines. Pour Frédéric Caumont, « quand l'énigme précise, dans la version d'Euripide, que plus l'homme a de pieds, moins son corps a de vigueur, la Sphinge fait allusion à ce qu'Œdipe a subi pendant sa prime enfance, le vœu de mort de ses parents qui ont profité de son

---

[130] Marcello Carastro (2006), *La cité des mages*, Jérôme Million, Grenoble, p.40.

impuissance motrice pour lui faire subir les pires cruautés. La Sphinge essaie donc de lui transmettre, implicitement, des bribes de son passé mais Œdipe n'entend pas le message. Sa réponse, l'homme en tant qu'espèce et non pas lui-même en tant qu'homme, doit être comprise comme le signe d'un processus d'intellectualisation, afin de demeurer dans le déni de sa propre histoire. »[131] Un processus d'intellectualisation, ô combien rationnel, qui l'oblige à devoir en repasser par les origines, et par Jocaste, pour accéder à lui-même. Un cheminement qui ne sera pas exempt de peines puisque Œdipe subira de plein fouet le retour de tout cet héritage transgénérationnel qui l'aliène au plus profond de lui-même. Jung compare ce genre d'expérience à la confrontation brutale au monde de l'inconscient. En y pénétrant, le sujet « établit un lien entre le contenu de celui-ci et sa conscience. Il peut en résulter une modification de sa personnalité, lourdes de conséquences, positives ou négatives. Souvent cette transformation est interprétée dans le sens d'une prolongation de la vie naturelle, ou d'une perspective d'accès à l'immortalité. Le premier de ces deux sens se rencontre chez beaucoup d'alchimistes, notamment chez Paracelse (dans le traité *De vita longa*), le second sous sa forme classique dans les mystères d'Éleusis. »[132] La tragédie qui se manifestait à l'extérieur, avec la peste, devient celle d'Œdipe lorsqu'il se découvre parricide et incestueux. Un mouvement qui change radicalement sa vision de l'extérieur comme de l'intérieur. Pour Jean-Joseph Goux, « ce que Œdipe emblématise est le mouvement par lequel le sujet humain, se reconnaissant comme source et agent, retire du monde extérieur ce qu'il y projetait : si bien qu'en une même opération de dé-projection à deux faces corrélatives, il découvre le monde

---

[131] Frédérique Caumont (2007), « Quand Œdipe rencontre la Sphinge », *Imaginaire & inconscient*, no. 20, L'Esprit du temps, Paris, p. 109-121.
[132] Carl Gustav Jung, *L'âme et le Soi, renaissance et individuation*, Albin Michel (1990), Paris, p. 42.

comme objet (et non plus comme signe) et il se situe comme sujet. »[133]

La première pièce de Sophocle s'achève avec cette chute spectaculaire et paradoxale d'Œdipe. Il est expulsé de Thèbes comme il le fut déjà une première fois à sa naissance lorsque ses parents l'abandonnèrent sur le Mont Cithéron. Sortie de la matrice maternelle et sortie de la cité de Thèbes, d'un point de vue symbolique, évoquent un même passage. Mais cette fois l'histoire n'aura plus besoin d'être répétée. Dans la mesure où le secret de ses origines aura été levé, cette nouvelle naissance est une renaissance. Son retour à Thèbes n'avait pas d'autre raison que cette découverte. Il peut enfin renaître comme sujet et, dans la foulée, s'émanciper de ses héritages transgénérationnels inconscients.

Avec l'expulsion de Thèbes, le mythe raconte la symbolisation et transformation du lien fusionnel à la mère et l'entrée dans le monde adulte.

Pendant que ses deux fils, Polynice et Étéocle, se disputent le trône de Thèbes, Œdipe erre sur les routes avec sa fille Antigone. Impensable pour le commun des mortels, sa transgression des tabous lui interdit toute appartenance sociale. Ce sera près d'Athènes, à Colone, au terme d'une longue errance avec sa fille Antigone qu'il réintégrera la communauté des hommes. Dans sa dernière pièce, *Œdipe à Colone*, Sophocle raconte alors comment Œdipe renoue avec la collectivité et comment il obtient l'hospitalité salutaire de Thésée. Ce retour d'Œdipe parmi les hommes correspond aussi à la fin du rituel initiatique traditionnel. Après son passage dans la montagne ou dans la Mère-Terre, après avoir été confronté à l'obscurité des ténèbres et à ses héritages inconscients, l'enfant est admis comme nouveau membre dans la communauté des adultes. Ismène commente cette transforma-

---

[133] Jean-Joseph Goux (1990), *Œdipe philosophe*, Aubier, Paris, p.129.

·tion qui s'est opérée en Œdipe pendant sa traversée du désert : « Les dieux te relèvent après t'avoir anéanti ». Œdipe aussi prend conscience de sa mutation : « c'est donc quand je ne suis plus rien que je deviens vraiment un homme. »[134] Pierre Vidal-Naquet souligne l'intérêt de ce type de renversement dans la pensée de Sophocle : « Là même où, par un retournement génial, Sophocle a dépeint non la séparation, mais le retour, dans le *Philoctète* et dans l'*Œdipe à Colone*, tragédie de l'héroïsation à Athènes du vieillard exilé de Thèbes, il faut que la séparation ait eu lieu. »[135] Cette fin héroïque prouve qu'Œdipe aura su intégrer son passé, qu'il se sera acquitté d'une dette envers les dieux pour retrouver leurs faveurs, ce qui correspond aux bénéfices d'avoir su intégrer ses aliénations inconscientes.

Parce qu'il est advenu sujet, Œdipe peut se défendre de ses actes passés en invoquant le fait qu'il était aliéné des fautes de ses aïeux. À Créon qui ne cesse de l'accabler Œdipe rétorque : «ta bouche déverse sur nous meurtres, mariages, malheurs de toutes sortes, malheurs que j'ai subis, hélas ! bien malgré moi : mais tel était le bon plaisir des dieux, qui en voulaient à ma race sans doute depuis bien longtemps, car, en moi-même, tu ne trouveras nulle faute infamante qui dût me mériter de devenir l'auteur de celles que j'ai pu commettre à l'égard de moi et des miens. »[136] Œdipe insiste dorénavant pour expliquer qu'il fut lui-même victime d'un destin sur lequel il n'avait aucune prise. Il le dira d'ailleurs lui-même « Mes actes je les ai subis et non commis [...] Suis-je cependant un criminel né ?

---

134 Sophocle, « Œdipe à Colone » dans *Tragédies*, Gallimard, 1973, Paris, p. 364

135 Pierre Vidal-Naquet et Jean-Pierre Vernant, *Œdipe et ses mythes*, Edition complexe, Paris, p. 93.

136 Sophocle, « Œdipe à Colone » dans *Tragédies*, Gallimard, 1973, Paris, p. 384.

J'ai simplement rendu le mal qu'on m'avait fait. »[137] S'il parvient à donner une nouvelle signification à son passé c'est parce qu'il est devenu un autre. Lui-même expliquera à son fil qu'il n'est plus ce père qu'il fut du temps où il n'était pas lui-même : « vous êtes nés d'un autre, vous n'êtes pas né de moi ! »[138]

Quand Thésée lui accorde son hospitalité, Œdipe lui annonce qu'il lui léguera un secret qui garantira la prospérité de son royaume. Cette perspective contraste avec la peste et permet de clore un cycle resté en souffrance. La transmission qui se profile entre Œdipe et Thésée vient contrebalancer et révéler ce qui aura manqué entre les pères et les fils de la lignée des Labdacides. Les conflits entre les deux descendances de Cadmos, synonyme de la perte de la qualité symbolique et fertile, sont intégrés par Œdipe en même temps qu'il intègre son propre drame personnel. Parce qu'il dépasse les dualités, Œdipe peut alors transmettre un héritage profitable, une symbolique fertile. Nicos Nicolaïdis[139] a bien repéré cet aspect de transcendance de ce qui oppose les forces chthoniennes (de la Mère-Terre) à celles célestes (des Pères Olympiens) dans la dernière scène d'*Œdipe à Colone* : « À mes yeux la clef du mystère irregardable se trouve dans la structure de la prière de Thésée, prière particulière qui doit dire au messager que le roi d'Athènes adore *à la fois et dans une même prière la Terre et l'Olympe divin.* En se fiant à la réaction de Thésée nous pouvons imaginer que ce qu'il a vu (peu importe la thématique du spectacle) l'a obligé d'inclure dans ses prières à la fois les divinités chthoniennes et olympiennes. »

---

[137] Sophocle, *ibidem.* p. 360.

[138] Sophocle, *ibidem.* p. 397.

[139] Nicos Nicolaïdis (1980), « Œdipe : le message de la différence », dans *Psychanalyse et culture grecque*, Les Belles Lettres, Paris, p.193.

De Cadmos à Thésée

Avec ses multiples tragédies, l'histoire de Thèbes illustre l'intensification des problèmes et des conflits engendrés par la perte de la dimension symbolique de son fondateur et son amplification sur plusieurs générations. Ces conflits se manifestent tantôt par les luttes intestines pour le trône de Thèbes, tantôt par des calamités (la Sphinge, la peste), ou encore par des drames (l'infanticide d'Agavé, l'abus de Laïos sur Chrysippe, le parinceste d'Œdipe, le fratricide d'Étéocle et de Polynice, la tragédie d'Antigone.)

Partant de la création de Thèbes par Cadmos, une action fertile, ou symboliquement opérante, la suite de l'histoire raconte la perte, puis, grâce à Œdipe, la restauration de cette même dimension symbolique, mais à Colone. Les lacunes dans la filiation qui commencèrent avec le drame de Penthée vont donc perdurer à Thèbes jusqu'au fratricide des fils d'Œdipe. Cette fin tragique des Labdacides tranche avec un autre type de filiation, celui qui opère entre Œdipe et Thésée. Il s'agit d'un rapport qui véhicule une qualité fertile, ce principe d'unité caractéristique des sujets, inaliénables, ou indivisibles. Au final Œdipe devient une figure de père édificateur pour ses hôtes.

Ce type de filiation, avec à la clef cette transmission d'un secret de grande valeur, se retrouve dans les traditions initiatiques. Par exemple dans le célèbre serment d'Hippocrate : « Je jure par Apollon médecin, par Asclépios, par Hygie et Panacée, par tous les dieux et toutes les déesses, les prenant à témoin que je remplirai, suivant mes forces et ma capacité, le serment et l'engagement suivants : Je mettrai mon maître de médecine au même rang que les auteurs de mes jours, je partagerai avec lui mon avoir et, le cas échéant, je pourvoirai à ses besoins ; je tiendrai ses enfants pour des frères, et, s'ils désirent apprendre la médecine, je la leur enseignerai sans salaire ni engagement. »

Lorsqu'il fait de Thésée le fils spirituel d'Œdipe, Sophocle se réfère à ce type de filiation. Parce qu'il a offert l'hospitalité à celui dont personne ne souhaitait la présence, Thésée (et sur son exemple l'ensemble de la société démocratique) se distingue comme étant digne d'en recueillir les fruits. Cette filiation symbolique compense avantageusement la rupture des liens de sang racontée dans *Œdipe à Colone*, quand Œdipe refuse à ses fils la bénédiction réclamée, - fautifs d'avoir abandonné leur père à une vie d'errance misérable mais surtout fautifs de ne pas réussir à se partager le trône démocratiquement. Car Sophocle glisse ici un message plus profond que celui d'une morale revancharde d'un père envers sa progéniture indigne. Il faut en effet se rappeler les revendications de la nouvelle démocratie. C'est la quête du pouvoir non partagé qu'Œdipe condamne lorsqu'il refuse à Polynice sa bénédiction. Œdipe lui-même a enfin pris une autre trajectoire et sur ce point, il dépasse maintenant le destin qui fut celui de Périclès. Il ne sait que trop bien quelle fut son erreur et quels égarements furent à l'origine de son couronnement à Thèbes. Comment pourrait-il cautionner celles et ceux qui s'engageraient dans les mêmes erreurs ? La bénédiction qu'il accorde à Thésée, le père légendaire de la démocratie, ne laisse plus planer le doute. Sophocle défend le projet démocratique qui se développe à Athènes et rejette l'attitude totalitaire, ou monarchique, de ses fils.

Cette restauration de la dimension symbolique, opérante, se retrouve dans les pratiques thérapeutiques actuelles. Lorsque des vécus problématiques ne sont pas symbolisés (et donc encore moins intégrés), ce sont les nouvelles générations qui en subissent les conséquences et qui doivent de ce fait apprendre à intégrer leurs héritages. Rappelons cette règle énoncée par Serges Tisseron[140] sur les conséquences des

---

[140] Serge Tisseron (1995), *Le psychisme à l'épreuve des générations : clinique du fantôme*, Dunod, Paris, p. 8.

manques d'intégration pour chaque nouvelle génération : les vécus (drames affectifs, traumatismes, etc.) qui ne peuvent pas se dire ou qui sont interdit de parole (censure ou autocensure) appauvrissent la prochaine génération des mots qui s'y rapportent. Des choses deviennent alors innommables, des mots sont rayés du vocabulaire employé par une famille. « Personne ne parle de cordes dans la maison du pendu » dit une expression populaire. Ces censures ont pour conséquence d'aggraver les lacunes symboliques : ce qui n'avait déjà pas pu se dire, devient une chose pour laquelle il n'y a même plus de mots. En dernière instance, ce sont des maux, des passages à l'acte, des symptômes qui, à défaut de langage, expriment les aliénations transgénérationnelles inconscientes.

L'œuvre de Sophocle respecte cette amplification des conséquences des manques d'intégration avec le parricide et l'inceste d'Œdipe, ou encore avec la peste à Thèbes. Mais sa version du mythe ne se contente pas de présenter la descente aux enfers que subit l'héritier des Thébains. Si Sophocle ne s'arrête pas au drame comme on pourrait le croire à la fin d'*Œdipe-roi* c'est parce qu'en plus de connaître les origines transgénérationnelles de l'aliénation d'Œdipe, il connaît aussi la manière par laquelle l'on en guérit. En accompagnant Œdipe jusqu'à Colone, Sophocle propose en effet l'antidote à l'aliénation, la perspective d'un renouveau salvateur. Elle nous offre une suite instructive quant à la manière de s'émanciper de tels héritages. Seul le sujet peut prétendre s'émanciper des charges aliénantes. C'est lui aussi qui, à terme, renoue avec le principe premier d'unité et qui pourra le transmettre. Dans cette perspective, la peste est significative d'un cumul des manques d'intégrations répercutés sur plusieurs générations alors qu'au contraire, la garantie de la prospérité s'entend comme le don d'une symbolique restaurée.

Les événements qui furent à l'origine de la perte de la dimension symbolique et ceux qui guérissent les manques d'intégration se répondent et se complètent. L'œuvre de Sophocle illustre ce qui fonctionne aussi bien à l'échelle individuelle que collective. Les symptômes associés à la peste, la tragédie d'Œdipe et son exil, la fin de sa vie à Colone, nous mettent sur la voie qui mène au cœur du problème. Quand le sujet fait défaut, les facultés d'intégration des événements se perdent et les lacunes s'accumulent. Comme nous l'avons repéré, dès la première succession à Cadmos sur le trône de Thèbes, dans le conflit qui oppose Penthée à Dionysos, l'unité première est perdue et avec elle la capacité pour les Thébains d'advenir sujets. Seule cette position assurait un juste équilibre, fertile, entre le ciel et la terre (entre les dieux de l'Olympe et les divinités Chtoniennes). Œdipe hérite de ces lacunes avant même de naître, mais il les assumera et parviendra à intégrer son héritages transgénérationnel en renaissant comme sujet et en restaurant son rapport aux origines, le principe d'une unité fertile qu'il transmet à Thésée.

En illustrant une loi qui s'applique autant pour un individu que pour une collectivité, la légende de Thèbes développe sur cinq générations les effets de cette problématique transgénérationnelle. Dans le mythe, le conflit se cristallise dans l'opposition des deux descendances de Cadmos. Celle des Autochtones, fruit d'un acte fertile avec la Mère-Terre s'apparente au « ça » freudien, alors que la seconde descendance, celle des Labdacides, issue du couple qu'il forme avec la déesse Harmonie, correspond au « Surmoi », aux lois des dieux de l'Olympe. Cet antagonisme entre le « ça » et le « surmoi » se concentrera sur Œdipe. Et ses aliénations témoignent d'un conflit se rapportant aux origines, tel un « moi » divisé entre le ça et le surmoi. Pour ses parents, Œdipe est le miroir de leurs propres manques. À son père il renvoie son inaptitude à être un père édificateur. À sa mère, il retourne le fantôme issu du deuil non fait de Penthée. L'œuvre de Sophocle démontre que la prise en compte de la dimension transgénérationnelle du conflit permet à Œdipe de se transcender, c'est-à-dire de renaître en tant que sujet. De même qu'une branche ne saurait croître en se coupant de son arbre, l'on ne sort pas du conflit œdipien en refoulant son rapport aux origines mais en l'intégrant. Car s'il reste inconscient, au lieu d'être intégré le conflit risque de perdurer sur plusieurs générations.

Œdipe deviendra finalement ce sujet capable de répondre à la fameuse question : qui suis-je ? Sa traversée du désert, de Thèbes à Colone ressemble bien à une remise sur le droit chemin d'une initiation tout d'abord mal engagée. Œdipe qui découvre la vérité sans y être préparé, finira néanmoins par la faire sienne. L'ancien roi de Thèbes, bouc-émissaire d'une ville-symptôme décimée par la peste deviendra le garant de la prospérité des Athéniens. Nietzsche aussi remarquait ce mouvement transcendant : « Chez Sophocle, le mortel tombe dans le malheur selon les voies des dieux : or le malheur n'est pas un châtiment, mais quelque chose au moyen de quoi l'homme est voué à devenir un personnage sacré. »[141]

Œdipe entrera dans la mémoire des Athéniens en tant que héros bienfaiteur, reléguant au second plan les épisodes tragiques de l'époque où il n'était pas encore lui-même. Pour Jacques Jouanna, « on ne peut traduire plus clairement dans l'espace théâtral le renversement du destin d'un homme que les dieux ont fait chuter et qu'ils relèvent parce qu'ils ont choisi d'en faire après sa mort un héros protecteur de la cité d'Athènes. »[142] Le message de Sophocle est clair : l'homme qui se connait contribue mieux au bien-être de la société que ne saurait le faire un roi qui s'ignore. Le développement d'Œdipe comme sujet et son accès à la connaissance de soi est d'autant plus nécessaire que la démocratie a besoin de tels sujets pour

---

[141] Nietzsche Friedrich, *Introduction aux leçons sur l'Œdipe-Roi de Sophocle*, Traduit par Françoise Dastur et Michel Haar, Encre Marine, 1994, Paris.

[142] Jacques Jouanna, *Sophocle*, Fayard, 2007, Paris, p. 517.

bien fonctionner. Pour Sophocle, contribuer au projet démocratique revient à transmettre ces savoirs par lesquels les hommes adviennent en tant que sujets. Et ce ne sont certes pas les sophistes qui incarneraient ce modèle de sujet même s'ils sont portés aux nues dans une ville qui se laisse facilement séduire par leurs discours. Avec son mythe, Sophocle transmet un savoir plus profond, qui ne se limite pas à la fonction sociale de l'homme dans une cité, mais qui porte sur son destin et sur le sens de sa vie de manière plus élargie.

Perspective d'ensemble

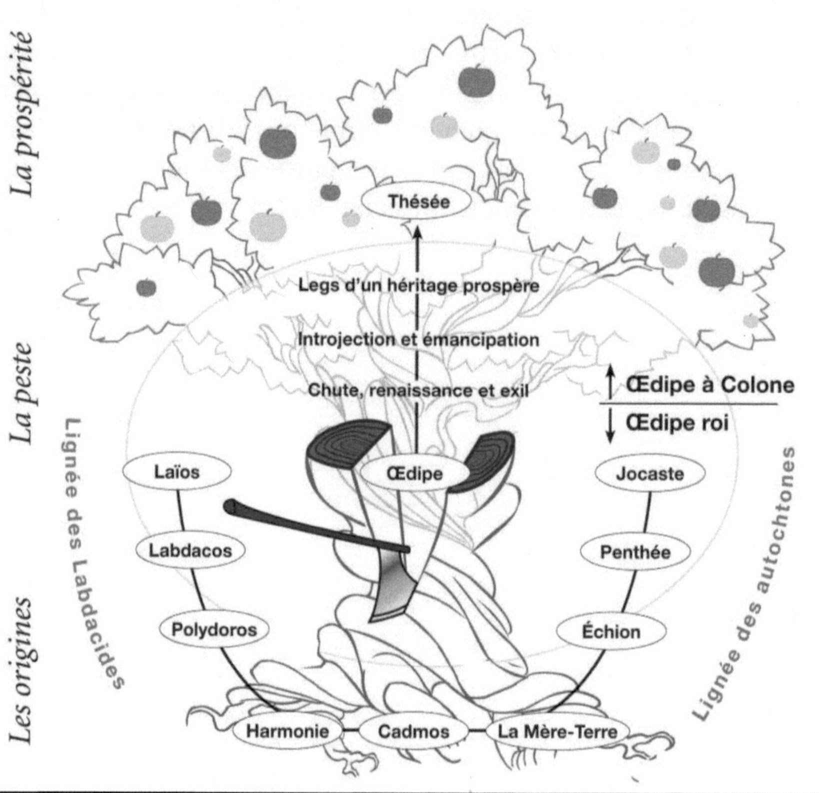

IV
Le principe d'unité fertile

L'interprétation transgénérationnelle du mythe d'Œdipe de Sophocle permet d'accéder à quantité de messages insoupçonnés jusqu'ici. Parmi ceux-ci, la présence d'un souci permanent chez Sophocle de transcender les opposés pour les réunir. À ce propos j'ai plusieurs fois fait références à un principe d'unité, caractéristique de la démarche de Sophocle, et qui jette une lumière supplémentaire sur ses liens aux anciennes traditions. Ce complément d'éclairage va nous rapprocher un peu plus des sagesses anciennes et nous aider à en mesurer la pertinence.

La relecture du mythe d'Œdipe que j'ai proposée respecte la fonction de guide du peuple que remplissaient les poètes, les devins, les oracles, les guérisseurs et les tragédiens. Victor Ehrenberg[143] nous dit que « si les tragédiens étaient des "enseignants", ce n'est pas que telles furent leurs intentions, mais bien plutôt parce qu'il ne pouvait en être autrement. Peut-être pouvons-nous dire [...] que le tragédien était moins un enseignant qu'un prêtre, qu'il était un prêtre parce qu'il était aussi un confesseur, et qu'il était tout cela parce qu'il était un poète. Le mythe, cette mixture particulière de saga, histoire, religion et poésie, qu'Aristote appelait "le début de la tragédie de l'âme", fournissait au poète un matériau susceptible de pénétrer l'esprit des hommes. »

---

[143] Victor Ehrenberg (1954), *Sophocles and Périclès*, Basil Blackwell, Oxford, p.20.

Sous la plume de Sophocle, Œdipe est appelé à renaître pour servir de modèle (thérapeutique) à la restauration d'un principe d'unité que l'on retrouve dans quantités de traditions ancestrales. Plotin parle ici de l' « Un » comme étant à la source de la prospérité qu'Œdipe offre à Thésée : « l'Un est parfait parce qu'il ne cherche rien, ne possède rien et n'a besoin de rien ; étant parfait il surabonde, et cette surabondance produit une chose différente de lui. La chose engendrée se retourne vers lui, elle est fécondée. »[144]

La non-dualité

Les débats des présocratiques sur la différence entre l'unité première (monisme) et les rapports entre des fragments de cette unité (dualisme) témoignent de l'importance de la thématique. Lorsqu'il oppose Éros à Thanatos, Freud reprend la dualité amour-haine mise en exergue par Empédocle. Pourtant, Empédocle lui-même ne concevait cette dualité qu'à partir d'une unité première et subordonnée à elle. Pour lui comme pour bien d'autres, tout se ramène à l'unité. Sans elle, la dualité ne saurait être. Héraclite aussi explique : « Ce ne sont pas mes mots à moi, mais la Parole, que vous entendez, il est donc sage de reconnaître que tout est Un. » Ou encore : « Le feu est une loi vivante qui tient en Un les opposés. » Un principe d'unité, ou monisme, qui fait dire à Frédéric Nietzsche : « si j'ai quelque unité en moi, elle ne consiste certainement pas dans mon moi conscient, dans le sentir, le vouloir, le penser ; elle est ailleurs, dans la sagesse globale de mon organisme, occupé de se conserver, à assimiler, à éliminer, à veiller au danger ; mon conscient n'en est que l'instrument. »[145] Et Plotin de renchérir : « Il y a la santé, lorsqu'il y a unité de coordination dans le corps, beauté lorsque

---

[144] Plotin, *Ennéades*, Tome V, Les Belles Lettres (1991), Paris, p. 49.
[145] Frédéric Nietzsche (1901), *La volonté de puissance*, Gallimard, (1995), Paris. p.317.

146

l'unité tient unies les parties, vertu dans l'âme lorsque l'union de ses parties va jusqu'à l'unité et à l'accord. »[146]

Pour en faciliter la présentation, j'ai dans un premier temps proposé de reconnaître dans le final à Colone une restauration du geste fertile de Cadmos. Mais la garantie de la prospérité qu'Œdipe offre à Thésée va au-delà des prouesses du fondateur de Thèbes. Elle renvoie au fondateur d'Athènes, Crécrops, et à un principe d'unité qu'Œdipe restaure finalement pour les Athéniens.

La double descendance que Cadmos engendre est en elle-même déjà potentiellement conflictuelle et mérite quelques éclaircissements. Une question ne manque pas de surgir : qu'est-ce qui chez le fondateur de Thèbes prédestine ses descendants à leur perte ? Au lieu de tuer le dragon gardien du lieu, n'eût-il pas mieux fait d'en maîtriser la force, de la faire sienne ? La légende de Saint Georges ne montre-t-elle pas l'exemple avec ce preux chevalier capable de tenir le dragon en respect, d'en faire un animal soumis à sa volonté. Comme Thésée qui tue le Minotaure dans le labyrinthe, Cadmos qui tue le dragon manque lui aussi d'intégrer ses propres forces vitales représentées par le monstre. Annick de Souzenelle explique que « Thésée n'est nullement préparé à considérer le Mino-taure comme son frère, comme un autre lui-même dont il doit intégrer les énergies pour atteindre sa deuxième dimension d'homme adulte, à l'étage « lion » ; il est tout simplement à ses yeux l'ennemi extérieur qui lui est étranger et qu'il faut abattre, sans renvoi à l'adversité intérieure qu'en réalité le monstre objective. »[147] Confronté à la Sphinge, Œdipe va plus loin que son ancêtre Cadmos devant le dragon et que Thésée devant le Minotaure. Car le monstre est ici aussi, selon Pausanias, une

---

[146] Plotin, *Ennéades,* VI, Les Belles Lettres (1989), Paris, p.170.
[147] Annick de Souzenelle (1998), *Œdipe intérieur, la présence du Verbe dans le mythe grec*, Albin Michel, Paris, p. 116.

fille bâtarde de Laïos, une sœur qu'Œdipe doit intégrer pour avancer sur la route de sa renaissance. Pour Annick de Souzenelle il est évident que « le Minotaure est, dans l'ombre de Thésée, une dimension de lui-même, que le héros est appelé à dominer pour en intégrer les énergies comme Œdipe a été invité à le faire devant la Sphinge. »[148]

En tuant le dragon, Cadmos perdait quelque chose de sa propre unité, comme Thésée qui se coupe de ses propres énergies vitales en achevant le Minotaure. Et lorsqu'ensuite il engendre les Autochtones (ou Chtoniens) avec la Mère-Terre, Cadmos se trouve dans une position infantile et incestueuse. Sur une terre soumise aux dieux de l'Olympe, il doit alors faire amende honorable. À terme Cadmos épouse la déesse Harmonie et engendre une deuxième descendance. Mais cette double descendance est elle-même déjà le symptôme d'un manque d'unité chez Cadmos. Et comme nous l'avons vu, la rivalité entre les deux filiations va conduire à l'infanticide d'Agavé pour ouvertement témoigner de la perte du principe d'unité, laquelle ne sera restaurée par Œdipe qu'une fois arrivé à Colone.

Une différence significative distingue les fondations de Thèbes et d'Athènes. Puisqu'il est lui-même mi-homme et mi-dragon, Crécrops, le fondateur d'Athènes, représente ce principe d'unité qui associe les forces antagonistes plutôt que d'en faire le prétexte d'un affrontement. Crécrops est aussi le premier à reconnaître la descendance par le père et à instaurer le culte du père des dieux, Zeus. Il fut réputé pour ses qualités pédagogiques et pour son zèle à pacifier les rapports de voisinages. Le mélange des deux traditions, l'ancienne chtonienne et la nouvelle olympienne, semble ici bien ancré dans les mœurs, puisque les Athéniens se disent autochtones et qu'ils vénèrent les dieux de l'Olympe, à commencer par leurs protectrice, la déesse Athéna.

---

[148] Annick de Souzenelle, ibidem, p.111.

Athéna, protectrice d'Athènes

La ville fondée par Crécrops était appelée à connaître une grande destinée. Mais il fallut arbitrer la querelle entre Athéna et Poséidon qui se disputaient la possession de la cité. Crécrops demanda aux habitants de choisir entre Poséidon qui offrit un étalon noir invincible alors qu'Athéna fit sortir de la terre un olivier. Reconnaissant la valeur presque égale des deux cadeaux, les habitants apprécièrent le cheval comme un atout militaire indéniable, mais incertain. En revanche, l'olivier d'Athéna fut jugé plus utile car il apportait la paix et la prospérité.

Alors que la ville est au plus mal, avec sa dernière pièce, Sophocle adresse un message essentiel aux Athéniens : le rappel de leurs propres origines et du principe d'unité représenté par leur fondateur. Sophocle achève de cette manière un autre cycle qui commence avec Crécrops et qui s'achève avec Œdipe. Un cycle qui prend tout son sens lorsque l'on associe ici le héros à la figure de Périclès. En effet, face à la peste, ayant lui-même failli incarner une fonction de bouc émissaire responsable de la situation, Périclès a, par la même occasion, raté sa renaissance et ne sauvera pas Athènes de sa déchéance. Nous l'avons vu, Périclès est représentatif du régime patriarcal qui a tendance à abuser d'une position de force pour passer outre les anciennes règles du régime matriarcal - chose qui ne manquera pas de se retourner contre les Athéniens. Avec sa célèbre pièce *Antigone*, Sophocle avait déjà mis en scène cette opposition entre les nouvelles lois écrites par les hommes et les anciennes lois non écrites. L'intransigeance de Créon pour faire respecter sa loi et d'Antigone pour défendre les lois non écrites aura précipité les malheurs de tous les protagonistes. Bien entendu, Antigone eût mieux fait d'intégrer ses héritages transgénérationnels[149] comme Œdipe l'aura fait pendant la durée de son exil. Et sans doute que pour lui offrir un père moins aliénant, pour rétrospectivement sauver Antigone, Sophocle se devait de guérir Œdipe.

De Thot à Hermès, Asclépios et Sophocle

Depuis les hiéroglyphes égyptiens, signes explicites de la réalité évoquée, l'origine d'une correspondance entre le signe et la chose repose sur le principe d'unité première. Son pouvoir est renforcé par une cohérence entre la pensée, la parole et l'action, une thématique particulièrement bien rendue dans l'ancienne culture égyptienne. Pour Thierry Énel, « le pharaon qui était considéré comme un dieu vivant incarné sur la terre exerçait son pouvoir d'après un même procédé. Il formait en sa pensée (dans son cœur) une idée qu'il émettait ensuite par sa parole en forme d'ordre. Cet ordre était écrit au moyen d'hiéroglyphes devenant ainsi une réalité. [...] Mais un ordre devait être juste, c'est-à-dire qu'il devait s'harmoniser avec les lois de la nature, avec la morale. On sait que la compagne inséparable du dieu verbe (Râ) ainsi que celui de l'intelligence (Thoth) était la déesse de la justice *Mât*. »[150] Le principe s'applique ainsi à différentes dimensions de la réalité. Cette tradition se retrouve dans le courant dit « hermétique », depuis Thoth, l'inventeur de l'écriture, chez Hermès Trismégiste puis Asclépios. Il n'est donc pas surprenant de retrouver des éléments de cette tradition non duelle chez Sophocle qui fut disciple et prêtre d'Asclépios. L'importance de ce principe d'unité, ou monade, est explicite dans le *Corpus Hermeticum*

---

[149] Voir mon analyse de l'aliénation transgénérationnelle d'Antigone dans, *L'intégration transgénérationnelle*, chapitre 6, Génésis éditions 2020, Genève.

[150] Thierry Énel (1947), *Les origines de la Genèse et l'enseignement des temples de l'ancienne Égypte*, Maisonneuve Larose, Paris, p. 176.

attribué à Hermès Trismégiste. « Or donc, la monade, étant principe et racine de toutes choses, existe en toutes choses, en tant que racine et principe. Or rien n'existe sans principe. Quant au principe lui-même, il n'est sorti de rien, si ce n'est de lui-même, puisqu'il est en effet principe de tout le reste. Étant donc principe, la monade comprend tout nombre, sans être comprise en aucun d'eux. Et elle engendre tout nombre, sans être engendrée par aucun autre nombre. En effet, tout ce qui est engendré est imparfait et divisible, extensible et réductible ; or rien de tel n'affecte le parfait. Et si ce qui est extensible dérive son extension de sa monade, il succombe en revanche à sa propre faiblesse, quand il n'est plus capable de contenir la monade. »[151] Un autre texte, la *Table d'émeraude*, composé d'une douzaine de formules allégoriques et également attribué à Hermès Trismégiste, évoque ce même principe dans ces termes : « Ce qui est en bas est comme ce qui est en haut. Et ce qui est en haut est comme ce qui en bas, pour réaliser les miracles d'une seule chose. Et de même toutes choses procèdent d'une seule, par la médiation d'une seule. Ainsi toutes choses naquirent de cette chose unique, par adaptation. »

Sanctuaire d'Asclépios à Épidaure

À Epidaure, sur le site consacré au dieu guérisseur Asclépios, un grand amphithéâtre permettait d'assister à des concerts et à des tragédies qui faisaient partie intégrante des méthodes de traitement thérapeutique. Cathartiques parfois, les tragédies favorisaient la production de rêves, dont l'analyse conduisait au cœur de la signification des symptômes. Les pratiques magiques, les guérisons, les cultes rendus aux dieux

---

[151] Hermès Trismégiste, *Le Corpus Hermeticum*, Tome I, Les Belles Lettres, Paris, p. 53.

et la visite de ses derniers dans les rêves, tout cela concourait à la restauration de l'harmonie perdue pour remettre les malades au diapason des lois non écrites de la vie.

Dans le sanctuaire d'Epidaure, les consultations se déroulaient de la manière suivante. Après un jeûne et un bain rituel purificateur, le consultant qui espérait d'Asclépios la guérison d'une maladie ou le soulagement d'une souffrance était admis dans l'*abaton*, un dortoir orné de la statue du dieu et où des serpents inoffensifs circulaient librement. Le malade s'étendait à même le sol, sur la terre porteuse de songes, où il s'endormait - processus d'incubation. Le dieu le visitait pendant son sommeil et le soignait en rêve. Au matin, soit il était guéri, soit il se voyait prescrire un traitement. Il s'agissait donc soit d'une guérison miraculeuse, soit d'une cure longue, assortie de conseils d'hygiène. De nombreux ex-voto témoignent encore de ces guérisons.

Pour Marcelo Carastro, l'interprétation des songes et des visions est une activité que les *mágoi* pratiquaient couramment : « le vocabulaire employé révèle qu'une réelle compétence leur est reconnue : ainsi peut-on lire qu'ils ont déchiffré les signes, *esémainon*, véhiculés par les rêves du roi mède Astyage. Le verbe *sémainein*, indiquer par un signe, signifier, mais aussi conjecturer, est employé pour désigner la divination, cette pratique d'observation de certains signes (vol d'oiseaux, crépitement du feu, aspect des entrailles de victimes animales...) visant à donner du sens à ce qui, à première vue, ne signifie rien.[...] Le signe permet de franchir la frontière entre le savoir clair, *saphéneia*, propre aux dieux, comme l'affirmait au VIème siècle le médecin Alcméon de Crotone, et le savoir fondé sur les conjectures, qui est le propre des hommes. »[152]

---

[152] Marcel Carastro (2006), *La cité des mages*, Editions Jérôme Million, Grenoble, p. 30.

Un tel contexte donne la mesure de l'importance du rôle de prêtre d'Asclépios assumé par Sophocle. Des chercheurs découvrirent un *péan* (chant d'action de grâce) que Sophocle écrivit en l'honneur du dieu. Ce texte fut identifié lors de fouilles de l'Acropole[153] à partir de fragments d'inscriptions découverts sur le monument dit de Sarapion.

Dans cette tradition hermétique, l'art de guérir s'entend comme une restauration du principe d'unité-monade. La version de Sophocle de la légende d'Œdipe correspond au modèle alchimique qui réunit (ageiro) après que les descendances furent séparées (spao). Il s'agit de transcender les différences en un tout cohérent, lequel restaure l'unité première créatrice. Une conception défendue par Pythagore qui souligne que « l'harmonie est l'unification, la pensée commune de ce qui pense séparément ». Transcender cet écart entre le signe et le sens, qu'il s'agisse d'une parole, d'un texte, d'un arcane ou d'un symptôme, c'est lier les termes du conflit, produire une interprétation qui symbolise l'ensemble de façon harmonieuse et fertile. Cela correspond également à la définition du symbole opérant de Nicolas Abraham[154], dans le sens où un symbole est avant tout un savoir-faire. Selon cet auteur, nous touchons là l'essentiel d'une interprétation réussie : « interpréter un symbole consiste à convertir le symbole-chose en symbole opérant. » Et d'ailleurs, tout ce qui distingue la phénoménologie de la métaphysique renvoie à cette question de l'opérativité symbolique, à la force féconde du verbe.

Au roi Ammon, Asclépios explique cette différence essentielle : Hermès mon maître, dit-il, « avait coutume de dire que

---

[153] Jacques Jouanna (2007), *Sophocle*, Fayard, Paris, p. 83.
[154] Nicolas Abraham (1987), *L'écorce et le noyau*, Flammarion, Paris, p. 27.

ceux qui liront mes livres en trouveront la composition simple et claire, alors que, au contraire, elle est obscure et tient cachée la signification des paroles, et qu'elle deviendra tout à fait obscure quand les Grecs, plus tard, se seront mis en tête de la traduire de notre langue dans la leur, ce qui aboutira à une complète distorsion du texte et à une pleine obscurité. Par contre, exprimé dans la langue originale, ce discours conserve en toute clarté le sens des mots : en effet la particularité même du son et la propre intonation des vocables égyptiens retiennent en elles-mêmes l'énergie des choses que l'on dit. Pour autant que tu en aies le pouvoir, ô roi - et tu peux tout -, préserve bien ce discours de toute traduction, afin que de si grands mystères ne parviennent point jusqu'aux Grecs et que l'orgueilleuse élocution des Grecs, avec son manque de nerfs et ce qu'on pourrait dire ses fausses grâces ne fasse pâlir et disparaître la gravité, la solidité, la vertu efficace des vocables de notre langue. Car les Grecs, ô roi, n'ont que des discours vides bons à produire des démonstrations : et c'est là en effet toute la philosophie des Grecs, un bruit de mots. »[155] Une telle critique envers les sophistes grecs dénonce cet éloignement de l'unité première, ou encore de la vérité pure, *Alètheia*. L'œuvre de Sophocle n'en est que plus précieuse, elle qui reste fidèle à l'esprit des Anciens, elle qui véhicule dans l'écriture la parole efficace ancestrale.

En guérissant Œdipe de ses aliénations, Sophocle interpelle le sujet en chacun de nous. Son savoir-faire opère même si nous n'en avons pas entièrement conscience. Marcel Detienne parle d'une parole « magico-religieuse » pour rendre compte de ce qui noue le verbe et l'action. « La parole magico-religieuse est d'abord efficace, mais sa qualité de puissance religieuse engage d'autres aspects : en premier lieu ce type de parole ne se distingue pas d'une action, ou si l'on veut, il n'y a

---

[155] Hermès Trismégiste, *Corpus Hermeticum*, Traités XIII-XVIII, Les Belles Lettres, 2008, Paris, pp. 231-232.

pas à ce niveau de distance entre la parole et l'acte, [...] La parole chargée d'efficacité n'est pas séparée de sa réalisation ; elle est d'emblée une réalité, une réalisation, une action. »[156] Cette conception du verbe comme force créatrice est très ancienne, mythique et originaire. Elle est reprise par exemple au début de l'évangile de Saint Jean : « Au commencement était le Verbe et le Verbe était avec Dieu et le Verbe était Dieu ». Les Tragédiens ont eu à cœur de renouveler cette dimension sacrée de la parole, son potentiel thérapeutique, par l'écriture et par sa mise en scène.

Malgré son manque d'opérativité, ou son « manque de nerfs », la philosophie métaphysique et rationnelle prendra néanmoins le pas sur la parole traditionnelle et sur le *mythos*. Aujourd'hui Pierre Judet de La Combe analyse dans « Les tragédies grecques sont-elle tragiques ? »[157] de quelle manière le théâtre antique aura été récupéré et déformé, comment la fonction socio-religieuse des tragédies aura été mise à l'index bien qu'elle soit au cœur de cet art.

Pourtant, les propriétés thérapeutiques d'une symbolique respectueuse du principe d'unité opèrent encore et toujours dans la mythologie et dans l'art tragique. Un principe qui garantit l'équilibre entre le visible et l'invisible, entre l'extérieur et l'intérieur, entre la peste qui s'acharne sur Thèbes et sur Athènes et les causes internes qui en sont responsables. Cette unité transcendante permet le dialogue et les échanges entre ce qui apparaît à la conscience et ce qui échappe à la raison (au contraire de la fracture qui est au fondement de la pensée métaphysique). L'apparition de la peste comme manifestation des aliénations inconscientes d'Œdipe et des Thébains témoigne de ce dialogue entre l'intérieur et l'extérieur, d'une

---

[156] Marcel Detienne (2006), *Les maîtres de vérité dans la Grèce archaïque*, Librairie Générale Française, Paris, p. 122.

[157] Pierre Judet de La Combe (2010), *Les tragédies grecques sont-elles tragiques ?*, Bayard, Paris

vue d'ensemble supérieure. Pour Œdipe, la révélation d'un monde intérieur inconscient traumatisé par la stérilité de ses parents, représenté à l'extérieur par la peste, marque un progrès en direction de l'origine du problème, un pas décisif vers son intégration.

En jouant sur ces différents registres et sur ce dialogue entre l'intérieur et l'extérieur, le poète assume sa fonction de guide des consciences, de guérisseur de la collectivité. La voie qu'il indique rappelle les origines fertiles, cette unité originaire qui fut au fondement d'Athènes. D'un point de vue hermétique, aux Athéniens divisés, Sophocle applique un procédé alchimique, de régénérescence d'une unité désormais illuminée. Françoise Bonardel analyse cette option hermétique comme une voie médiane entre la culture traditionnelle et celle qui sera amenée à la remplacer : Hermès « aurait ainsi tenté de restaurer une unité et une espérance salvatrice en affirmant la possibilité d'une position médiane entre le rejet gnostique du monde créé et la déférence à l'endroit d'une matérialité sans âme déjà affiché par certains Grecs ; en restituant du même coup à l'Homme son rôle médiateur entre Dieu et le monde naturel. »[158]

Un sujet pour la démocratie

Nous l'avons vu, à cause du pouvoir excessif accordé à la seule raison, la révolution culturelle athénienne, avec ses travers idéalistes, risque de perdre ses racines et de dénaturer son rapport à la vérité (*Alètheia*). Au nom de l'égalité, en promulguant de nouvelles lois, la nouvelle civilisation tente d'émanciper l'homme de ses héritages familiaux. Mais croire que l'on puisse conjurer les lois transgénérationnelles avec de nouvelles lois (écrites) témoigne d'une méconnaissance du phénomène et d'une rupture déjà avancée du rapport aux

---

[158] Françoise Bonardel (2011), *La voie hermétique*, Devy, Paris, p.37.

origines. Certes il s'agit d'asseoir l'équité pour chaque individu et les arguments ne manquent pas pour dénoncer l'injustice faite aux hommes qui subissent des tords pour des fautes commises par un aïeul. Comme Gustave Glotz proposa de la qualifier, cette « solidarité familiale » est remise en cause, et les nouvelles lois athéniennes vont heureusement relativiser l'atimie traditionnelle. Mais la voie thérapeutique que Sophocle propose est autrement plus sage. Avec son Œdipe, il livre un modèle d'intégration de ces héritages transgénérationnels en même temps qu'il offre au projet démocratique les sujets dont il a besoin pour être prospère.

Avec sa définition de l'homme comme ayant à advenir sujet, Sophocle indique une alternative aux « solutions » rationnelles et juridiques, trop superficielles eu égard aux besoins du sujet en manque d'advenir. La thérapeutique qu'il propose consiste à renouer et à intégrer les origines et non pas de se contenter d'imaginer pouvoir s'en distinguer (individuel-lement) comme le propose l'option législatrice. Plutôt que de refouler le sujet représenté par Œdipe, exilé de Thèbes, il s'agirait de l'intégrer comme Thésée l'aura fait. C'est ce sujet qui, au lieu de refouler et de perpétuer la transmission des aliénations transgénérationnelles, offre de sortir de la dualité. Se contenter de promulguer de nouvelles lois sans que le sujet en soi n'advienne revient à cultiver tous ces pis-aller que la raison aveugle voudrait rendre plus réels que la vérité elle-même. Une telle « solution » définit ces nouveaux enfants-citoyens d'Athènes, calqués sur le principe de la *persona* qui refoule ses charges transgénérationnelles pour les transmettre aux prochaines générations. Avec ses nouvelles lois, la démocratie tente d'individualiser l'homme, de l'émanciper des éventuelles fautes commises par ses aïeux, mais sans plus se soucier du fait d'advenir sujet ni de la perte d'un rapport aux origines garant de la prospérité. Aujourd'hui encore, comme

Alan Watts[159] l'explique « nous définissons (et nous concevons) l'individu à la lumière d'une conscience rétrécie comme le faisceau d'une torche électrique, qui ignore en grande partie le champ ou l'environnement dans lequel il se trouve. [...] Il est impossible de couper la tête de quelqu'un ou de lui ôter le cœur sans le tuer. Mais on peut obtenir le même résultat en le séparant de l'environnement qui lui convient. »

Dès lors qu'il en a conscience et qu'il respecte les lois transgénérationnelles, Sophocle n'a pas besoin d'inculper les dieux dans son analyse de l'*até* qui frappe les Labdacides. Car c'est là un argument que les nouveaux philosophes opposent aux anciennes traditions, sans eux-mêmes comprendre le fonctionnement des lois transgénérationnelles. En réécrivant le mythe d'Œdipe, Sophocle propose des solutions aux difficultés qui accompagnent les profonds changements qui s'opèrent à Athènes. En respectant lui-même les lois non écrites sous-jacentes à la légende, il peut faire advenir ce héros qu'Œdipe incarnera à Colone, un citoyen-sujet modèle, capable de transmettre un héritage bienfaisant. Cet heureux dénouement est à l'image de ce que Sophocle souhaite pour sa cité : la prospérité. Cette capacité à affronter la peste, Sophocle aura sans doute souhaité la trouver chez Périclès, ce chef dont dépendait le destin d'Athènes. Œdipe lui va braver la pandémie, risquer d'en mourir, puis faire peau neuve. Ce faisant il rejoint, même à son corps défendant, cette vérité répétée par l'oracle et par Tirésias. Dans ce même rapport à la vérité, Ricœur repère une identification à Tirésias. Comme lui, Œdipe perd la vue, mais tous deux sont dorénavant clairvoyants, ils accèdent « à la lumière que détient le prêtre voyant, qui voit le vrai dans la lumière de l'esprit. »[160]

---

159 Alan Watts (1966), *Le livre de la sagesse*, Denoël, Paris, p.70.
160 Paul Ricœur (1965), *De l'interprétation*, Seuil, Paris, pp.495-503.

Les nouvelles lois qui tentent de préserver l'individu de ses héritages transgénérationnels n'opèrent qu'en surface et deviennent cause d'un écart grandissant entre l'écorce et le noyau, entre le visible et l'invisible. Mais l'homme ne saurait librement décider de son destin tant qu'inconsciemment il reste aliéné des lacunes de ses ancêtres, de cycles inachevés. Même si Périclès fut en dernière instance réhabilité dans ses fonctions, cela ne signifie pas pour autant qu'il aura intégré ses charges transgénérationnelles, ni qu'il fut irresponsable de la déchéance d'Athènes. La nouvelle démocratie qui souhaite affranchir l'individu de ses héritages transgénérationnels en lui offrant des chances égales démontre à cette occasion son ignorance du fonctionnement des lois transgénérationnelles. Ce n'est pas en édictant ces nouvelles lois qu'elle pourrait parvenir à ses fins, mais plutôt en suivant Sophocle quant à la manière plus thérapeutique d'intégrer ses origines pour accéder à une position de sujet. Les savoirs traditionnels triomphent ici sur les solutions rationnelles, lesquelles au contraire ne font qu'empirer la situation et entraîner la collectivité dans un cycle infernal à l'instar de ce que font les Labdacides lorsqu'ils sont sur le trône.

Pour toutes ces raisons, l'œuvre de Sophocle s'apparente à une démarche thérapeutique. Comme un malade venu le consulter, Sophocle allonge sa ville moribonde sur sa table de travail et propose le seul traitement possible : la restauration de l'unité première et de la fertilité qu'elle garantit. L'homme ne se libère pas de ses aliénations en s'individualisant, en coupant la branche du tronc. C'est bien plutôt en renouant avec l'essence même de sa nature humaine en tant que sujet que l'homme transcende cette problématique. Le dépassement des aliénations transgénérationnelles ne s'opère ni par une fuite en avant, ni par une individualisation égocentrique, mais en intégrant ce qui est commun à tous les hommes, ce rapport aux origines qui permet d'entrer dans la communauté humaine en tant que sujet. Voilà, à mon sens, la contribution la plus significative des savoirs anciens à notre propre compréhension des phénomènes transgénérationnels. Elle permet d'articuler l' « explication transgénérationnelle » à la question du sujet en soi.

Pourquoi l'Œdipe de Sophocle fut-il à ce point incompris, pourquoi l'avons-nous dramatisé pendant plus de deux millénaires sans réussir à en saisir la véritable portée ? William Marx aussi revient sur cette grossière erreur de jugement, elle-même riche d'enseignement. « L'un des helléniste les plus célèbre du XXème siècle, Maurice Bowra, est forcé de constater, non sans quelque étonnement, que les tragédies de Sophocle sont moins tragiques que celles de Shakespeare, et il s'indigne que les critiques de l'Antiquité, tout en admirant la beauté de la poésie de Sophocle, « ne disent rien de sa vision tragique ou de sa conception de la vie » : ainsi par exemple, de Dion Chrysostome et du pseudo-Longin qui, au milieu de tant d'éloges, passent sous silence la dimension philosophique et religieuse du poète. Et pour cause, aimerait-on répondre : le tragique en tant que tel n'a pas d'existence aux yeux des auteurs antiques. »[161]

Dans ces retrouvailles avec les traditions, dans les silences de la pensée rationnelle, le principe d'unité reprend sa place. Ici réside cet autre état de conscience, passant de la dualité à la non-dualité, transition de l'ego (ou *persona*) vers une position de sujet. Ici l'esprit clairvoyant devrait prendre le pas sur la raison et la réduire au silence. Ici prend sens l'adage : « la parole est d'argent, le silence est d'or ». Seul un sujet pouvait comprendre le message de l'oracle. Celui destiné à Œdipe est particulièrement significatif du malentendu qui se développe entre le *mythos* et le *logos*. L'oracle dit à Œdipe qu'il n'est pas

---

[161] William Marx (2012), *Le tombeau d'Œdipe, pour une tragédie sans tragique*, Les Éditions de Minuit, Paris, p. 78.

encore un sujet, c'est-à-dire qu'il est, de ce fait, nécessairement dans l'inceste et le parricide. En même temps, seul un sujet pourrait comprendre ce message. Georges Méautis relève cette différence : « Œdipe ne peut comprendre que les dieux ont des chemins qui ne sont pas nos chemins, des pensées qui ne sont pas nos pensées, que leur regard plonge plus loin que les nôtres, et dans le destin des races, et dans l'âme de l'individu. »[162] À défaut de rejoindre cet autre état de conscience réclamé par la vérité qui lui est signifiée, Œdipe s'accroche à sa raison. Rappelons-nous que pour faire mentir l'oracle et sa prédiction concernant le parricide et l'inceste, Œdipe évite de retourner chez ceux qui prétendaient être ses parents. Sa conduite est parfaitement rationnelle. De même, il fait preuve d'une intelligence hors du commun face la Sphinge en résolvant son énigme, une surdouance qui lui vaudra d'être élu roi. Sa démarche le conduira aux limites de la raison pour finalement s'en libérer au profit d'un nouveau type de savoir et d'un autre état de conscience. L'atteinte d'une limite dans l'usage de la raison offre au sujet de prendre conscience de lui-même, ou de renaître comme j'ai proposé de comprendre la transformation d'Œdipe.

Ce n'est donc pas en se coupant de « cela » ou de la part irrationnelle de soi que l'homme advient sujet. Au lieu de refouler son « Œdipe », Sophocle invite à renouer avec le sujet en soi et avec ses origines, au-delà de la dualité propre à la raison. L'homme est ainsi rendu à sa dimension première et entière, celle qu'il a en commun avec les autres et qu'il retrouve une fois ses héritages transgénérationnels intégrés. Car l'homme est lié à sa filiation comme une branche l'est à son arbre.

---

[162] Georges Méautis (1957), *Sophocle, essai sur le héros tragique*, Albin Michel, Paris, p.115.

Dans la préhistoire, l'individu se confondait avec le groupe. Il en dépendait et en prolongeait l'existence. Les liens par le sang, la famille, véhiculaient ces héritages transgénérationnels qui, pour le meilleur ou le pire, unissaient tous les membres entre eux. La révolution culturelle athénienne qui s'inscrit dans une mouvance d'individualisation cultive un idéal d'indépendance et d'émancipation qui a pour conséquence la perte progressive du rapport aux origines. Dans ce contexte, pour Sophocle, il importe de renouer avec cette dimension originaire, celle du sujet en soi. En effet, répétons-le, impossible de s'émanciper de ses héritages transgénérationnels inconscients en développant une *persona*, en croyant pouvoir se passer de ses racines et dans l'illusion d'une autonomie très superficielle. Au contraire, s'affranchir des charges transgénérationnelles c'est remonter encore plus loin aux sources jusqu'à retrouver cet universel commun au plus grand nombre, le sujet en soi. Avec son *Œdipe à Colone*, Sophocle adapte la tradition hermétique à la nouvelle réalité sociale et politique athénienne, toujours à transcender les différences et à restaurer un principe d'unité fertile.

Le sujet en thérapie

Même si notre aveuglement moderne nous a jusqu'ici empêché de le comprendre, la version de Sophocle de l'histoire d'Œdipe s'inscrit dans cet art du symbole opérant, cathartique, ou encore, thérapeutique. Les pièces tragiques, explique Pierre Judet de La Combe, font sens par elles-mêmes, comme symboles d'une vérité générale qu'elles savent exprimer dans leurs textures. « Le spectateur ou le lecteur n'a qu'à le comprendre. Les Athéniens le pouvaient, parce que les tragédies étaient, [...], l'expression de leur être même poussé à son point le plus haut : le combat de la liberté du héros contre le destin traduisait en termes idéaux l'appétit pour la liberté qui caractérisait alors la démocratie. Mais le spectateur, par ses réactions, n'ajoutait rien au drame ; il s'y retrouvait. »[163] Se retrouver soi-même (ou le sujet en soi) en assistant aux œuvres « tragiques » faisait en effet partie intégrante de la vie des Athéniens et des programmes de cure à Épidaure. Pour William Marx, « puisque la littérature ne veut plus de cette force attribuée par les Anciens à la tragédie et au langage, comment reprocher à Freud de s'en être emparé ? Quel docteur daignera prescrire à ses patients une pièce de Sophocle ? Et pourquoi non ? On a longtemps oublié que dans l'Antiquité la lecture à haute voix était prescrite par les médecins comme un acte thérapeutique à part entière. »[164]

Comme l'ancienne devise « connais-toi toi-même et tu connaîtras les dieux et l'univers » le laisse entendre, la connaissance de soi, ou le fait d'advenir sujet, est-il une condition nécessaire à l'acquisition de la connaissance des dieux[165] et de l'univers ? Ces connaissances supérieures seraient-elles réservées à des sujets se connaissant et donc à des états de conscience non ordinaires. Car en effet, un autre état de conscience que celui d'un individu chargé d'histoires non intégrées attend le sujet qui se serait développé idéalement et qui se connaîtrait. Un autre état de conscience qui prendrait naissance au-delà des limites de la raison, qui serait plus global et respecterait le principe d'unité première, ou monade. S'il démontre les limites de la raison, Sophocle n'est pas pour autant contre la raison, ni contre les progrès « scientifiques » qui découlent de son usage. Il se contente de dénoncer l'usage

---

[163] Pierre Judet de La Combe (2010), *Les tragédies grecques sont-elles tragiques ?*, Bayard, Paris, p.109.

[164] William Marx (2012), *Le tombeau d'Œdipe*, Les Éditions de Minuit, Paris, p. 122.

[165] En admettant l'hypothèse que derrière les figures divines se trouvent des lois du vivant accessibles à l'homme, tout comme Sophocle avait conscience des principes transgénérationnels sous-jacents à l'*até*.

abusif et d'une forme de pensée moderne qui se développe en fonction du refoulement d'un rapport aux origines et du principe d'unité. Le rapport à la Terre-Mère, dorénavant dramatisé, est taxé d' « incestueux » au lieu d'y reconnaître une nécessité d'advenir sujet. Un tel constat réclame l'apport d'une fonction édificatrice au lieu d'asséner un verdict moralisateur stérile. Bien sûr que l'enfant ne vient pas au monde doté d'un désir d'inceste et de parricide comme le préjugé moderne se l'imagine. Il est dans l'inceste et le parricide aussi longtemps qu'il n'advient pas en tant que sujet. Voilà pourquoi, à défaut de bénéficier d'une fonction édificatrice parentale, il est pris dans ses aliénations transgénérationnelles et dans la nécessité de découvrir cette vérité-*Alètheia* significative d'un nouveau départ dans la vie.

William Marx rappelle que Freud a repris les vertus théra-peutiques de la catharsis tragique, c'est-à-dire « l'idée tout simplement que le langage, les mots, un texte, puisse avoir une action directe sur le fonctionnement du corps ; qu'ils puissent apporter un mieux-être, voire opérer une cure. Voilà donc restaurée une faculté qui avait été exclue de la littérature moderne - mais restaurée ailleurs que dans la littérature, évidemment : dans une discipline nouvelle qui prétend explorer les régions encore inconnues de l'esprit humain. Le lien perdu entre le corps et le langage est par là recréé, et la littérature voit changer de camp certains de ses pouvoirs immémoriaux. »[166]

Une certaine fidélité aux principes traditionnels se re-trouve de nos jours dans plusieurs écoles thérapeutiques et psychanalytiques. Le credo freudien « là où ça est, je dois advenir » traduit ce principe d'un retour à soi motivé par des symptômes et par un manque de connaissance de soi. Mais

---

[166] William Marx (2012), *Le tombeau d'Œdipe*, Les Éditions de Minuit, Paris, p. 119.

comme l'explique Maria Török[167], l'usage du « Je » peux tout aussi bien être le fait d'une *persona* sans qu'il s'agisse de la parole du sujet en soi.

Avant de redécouvrir les lois transgénérationnelles, la restauration d'un principe d'unité et la question du sujet en soi, (variablement définit comme un « Soi », un « Moi profond » ou un « Self » pour les anglophones) se trouve être au centre de certaines disciplines thérapeutiques, tandis qu'elle reste étrangère à la majorité des autres approches[168]. Pour Binswanger, fondateur de la *Dasein-analyse*, « au lieu de poursuivre ce problème anthropologique fondamental de se *chercher soi-même* avec Héraclite, de *retourner en soi-même* avec Saint Augustin, Freud passe à côté du problème de l'*ipsé*[169] comme à côté de quelque chose qui va de soi. C'est précisément là que vous voyez qu'il y a deux voies à pratiquer la psychologie : l'une vous éloigne de vous-même vers la fixation théorique, c'est-à-dire vers la perception, l'observation, l'étude et la destruction de l'homme réel aux fins de la construction d'une image de lui-même [...], l'autre conduit « en nous-mêmes », de façon anthropologique, c'est-à-dire selon les conditions et les possibilités de l'être-présent *comme à chaque fois nôtre*, ou, ce qui revient au même, selon les modes et les manières possibles de notre exister. Ce chemin « en nous-mêmes » signifie ici, en premier lieu, à chaque fois l'*ipsé* de l'existence propre du chercheur, ce sur quoi il se tient en son fond le plus propre et intrinsèque, l'être-présent qu'il a soi-même pris sur soi en tant

---

[167] Maria Török, « Histoire de peur » dans *L'écorce et le noyau*, Flammarion, Paris, p. 438.

[168] Une différence largement discutée et analysée dans deux autres essais, *L'autre Œdipe, de Freud à Sophocle* et *L'intégration transgénérationnelle, ces histoires qui hantent le présent.*

[169] L'*ipsé* signifie « même, en personne ; lui-même, elle-même » et par extension « en soi, par soi, de soi-même ».

que créateur. »[170] Une nuance essentielle qui distingue en effet les différentes écoles. Freud lui-même avouait n'avoir jamais expérimenté ce sentiment de complétude « océanique ». Dans un autre essai[171] j'ai proposé, à la suite de Marie Balmary[172] et de Didier Dumas[173], quelques hypothèses sur la nature des charges transgénérationnelles qui ont vraisemblablement privé Freud de cette expérience cruciale - expliquant aussi pourquoi il passe à côté du texte de Sophocle.

Avec sa définition de la *Persona* Jung tient compte d'un héritage lointain, cet inconscient collectif auquel nous sommes, d'une manière ou d'une autre, relié - tout comme nous n'échappons pas au rapport à nos origines. Son approche est respectueuse de la dimension symbolique qui caractérise à la fois le sujet en soi et toute une culture traditionnelle et spirituelle. Mais ce seront des phénoménologues et psychanalystes, Nicolas Abraham et Maria Török[174], qui feront œuvre de pionnier en développant l'approche psychanalytique du transgénérationnel qui fait la part belle à l'unité d'un rapport au présent. « Le premier rôle revient au *flux vivant du présent.* Il est polarisé entre deux protagonistes, le monde d'une part et l'Ego d'autre part. [...] *Dans ce flux, il n'y a qu'une unité de la coexistence*, quoique sur le mode du changement fluctuant. [...] L'Ego lui-même vit dans l'aliénation, c'est-à-dire ne ramène pas la temporalité et la temporalisation à son activité propre. Il

---

[170] Ludwig Binswanger (1970), *Analyse existentielle et psychanalyse freudienne*, Gallimard, Paris, pp. 227-228.

[171] L'autre Œdipe, de Freud à Sophocle, 2013, Écodition.

[172] Marie Balmary (1994), *L'homme aux statues*, Grasset, Paris.

[173] Didier Dumas (1989), *Hantise et clinique de l'Autre*, Aubier, Paris.

[174] Nicolas Abraham et Maria Török (1987), *L'écorce et le noyau*, Flammarion, Paris.

est temporel et *a* le temps et, enfin, il est dans le temps qu'il a. »[175]

Chez Plotin aussi, l'accès à l'unité, au-delà de la raison, passe par la perte d'un certain contrôle de l'ego, et le lâcher prise d'une temporalité prétendument maîtrisée : « Plotin ne cache pas que la pensée ne saurait l'atteindre. Elle doit rester sur le seuil et c'est dans le silence que l'éblouissement de l'unité peut lui être donné. La contemplation de la pensée peut remonter la procession de la Manifestation vers sa source, mais à terme, il y a un saut, un saut qui n'est pas de l'initiative de la pensée. [...] La pensée ne peut saisir l'unité et ne peut l'enfermer et cependant il est possible d'en faire l'expérience. [...] Mais elle se situe aux frontières du dicible. »[176] Les enseignements traditionnels, bouddhistes par exemple, relèvent eux aussi du partage d'une expérience, d'un état de conscience, au-delà d'une simple rhétorique rationnelle. Nous pensons généralement trouver ce sujet en soi quelque part au bout d'un cheminement, au terme d'un développement personnel. Or ce n'est pas là-bas que se trouve le sujet, mais ici et maintenant. Même si nous n'en avons pas conscience, le sujet se trouve dans l'instant présent.

Sophocle nous explique ce saut au-delà de la seule raison quand Œdipe prend conscience qu'en n'étant plus rien, il devient un homme. Le thérapeute présocratique Alan Watts commente cette part de soi essentielle qui échappe à la raison, le « tu es cela » des *Upanishads* : « La difficulté, ce n'est pas seulement que le langage est dualiste, dans la mesure où les mots sont des étiquettes désignant des catégories qui s'excluent réciproquement. Le grand problème, c'est que CELA est plus encore moi-même que je ne le croyais, que CELA se situe au

---

[175] Nicolas Abraham (1985), *Rythmes, de la philosophie, de la psychanalyse de la poésie*, Flammarion, Paris, p.175.
[176] Serge Carfantan (2004) *Philosophie et spiritualité*, leçon 112, dualité et non dualité, [sergecar.perso.neuf.fr]

cœur, à la racine de mon existence, si bien que je ne peux pas en faire un objet. Il est impossible - et d'ailleurs inutile - de se tenir à l'écart de CELA. Car si je m'efforce de le saisir, je sous-entends par-là que ce n'est pas tout à fait moi-même. Disons qu'en essayant de saisir CELA, j'en perds automatiquement le sens. »[177] L'usage du paradoxe, largement employé dans la tradition Zen, lui aussi se situe au-delà de la raison, vers ce principe d'unité et de présence à soi. De même, le lecteur est averti au début du *Tao Te Ching* : « Tout ce qui peut être dit du *Tao* n'est pas le vrai *Tao* ».

Toutes proportions gardées, ce genre d'expérience se retrouve en thérapie. Une prise de conscience salutaire, la découverte du sens profond d'un symptôme, de sa vérité, transforment et libèrent la psyché. Les Gestalt-thérapeutes particulièrement, ont décrit l'impact émotionnel positif et le regain d'énergie d'une prise de conscience libératrice, ou *insight*, venue ponctuer un travail d'intégration, ou refermer une « Gestalt ». Au cours des cures psychanalytiques aussi, des abréactions cathartiques, des régressions, permettent de telles prises de conscience, la libération d'émotions refoulées et le développement du sujet en soi.

L'apothéose d'Œdipe à Colone illustre ce dépassement des dualités. Clairement, Sophocle défend ce principe d'unité qu'il convient de restaurer lorsqu'elle est perdue. Une unité qui n'exclut pas la différence mais qui la subordonne à des fonctions supérieures et fertiles comme c'est par exemple le cas du symbole du Tao qui associe le yin et le yang. Toujours Sophocle se réfère à l'union symbolique originaire, celle susceptible de transcender les conflits, entre matriarcat et patriarcat notamment. En intégrant ces oppositions, il nous introduit la présence du sujet en soi. Sa démarche est d'autant plus urgente que la nouvelle culture s'éloigne du rapport à l'être

---

[177] Alan Watts (1966), *Le livre de la sagesse*, Denoël, Paris, p. 148.

pour lui préférer une représentation (métaphysique) du monde[178]. Le parallèle avec le refoulement du complexe œdipien tel qu'il aura été observé par les psychanalystes est frappant. Les transformations que l'on observe dans cette période de l'histoire refoulent ce lien archaïque à la Mère-Terre (qualifié d'incestueux) pour asseoir la loi du surmoi et ce nouveau principe de (pseudo) réalité auquel l'homme entend se soumettre et imposer à son prochain. Celui-ci inaugure une nouvelle norme collective fondée sur la dualité. Il conviendrait cependant de franchir un cap pour s'approprier le véritable message de Sophocle concernant la renaissance d'Œdipe en tant que sujet. Une perspective qui offre de remédier à cette politique du refoulement des liens aux origines pour, à la place, réharmoniser notre rapport au monde.

---

[178] Toute l'œuvre de Heidegger revient sur la métaphysique, vers l'être, sans toutefois rejoindre la question du sujet comme Sophocle l'aura fait pour guérir Œdipe. Pour y parvenir, il faudrait se pencher sur l'aveuglement controversé de Heidegger, comparable à celui d'Œdipe, peut-être aussi d'origine transgénérationnelle.

Conclusion

Avec les deux pièces qu'il consacre à Œdipe, Sophocle illustre le fonctionnement de certaines lois non écrites et particulièrement celles qui portent sur les héritages transgénérationnels. Son message est fidèle aux anciennes traditions prescrivant la nécessité de purifier l'âme, de la libérer du poids des événements non intégrés, qu'ils soient conscients ou inconscients, visibles ou invisibles, ou hérités des ancêtres. Qu'un tel enseignement se retrouve entre les lignes des écrits de Sophocle n'a rien de surprenant puisque les anciens Grecs reconnaissaient aux œuvres poétiques des vertus thérapeutiques, allant jusqu'à les prescrire pour des cures, par exemple à Épidaure.

Il est temps de reconnaître la valeur thérapeutique de l'œuvre de Sophocle. La guérison d'Œdipe qu'il nous propose dans *Œdipe à Colone* s'inscrit parfaitement dans le contexte thérapeutique de son époque, et son lien privilégié avec Asclépios n'y est bien évidemment pas étranger. Son ultime pièce est une plaidoirie pour le sujet authentique, celui qui précisément risquait d'être oublié par la nouvelle civilisation plus soucieuse de produire des nouveaux citoyens que des êtres libres de penser par eux-mêmes, plus soucieux de la vérité que d'adhérer aux nouvelles « vérités » fabriquées par et pour la collectivité. La civilisation moderne peut bien refouler la conscience des lois non écrites de la vie, celles-ci n'en continuent pas moins à opérer, et les mythes d'en rendre compte pour qui sait les décrypter. Le théâtre grec a offert à Sophocle l'outil rêvé pour démontrer à quel point la raison ne permet pas à l'homme d'échapper à son destin. Il nous montre que ni l'athéisme rationnel, ni les nouvelles lois écrites par les hommes les préservent des lois non écrites. L'ignorer serait abuser de la raison et consommer irrémédiablement le divorce d'avec la vérité des Anciens, *Alètheia*.

Le message de Sophocle apparaît mieux une fois notre focale ajustée au niveau symbolique. Nous avons manqué de le reconnaître parce qu'il nous éblouissait par trop d'évidence. En revanche, l'œil du sujet peut aisément percevoir l'enseignement de Sophocle. En ce sens, le mythe est révélateur des limites de de la seule rationalité. Ce n'est d'ailleurs pas un hasard si la psychanalyse aura contribué à remettre le mythe d'Œdipe à l'ordre du jour, elle qui propose de renouer avec la dimension symbolique et inconsciente du sujet. Mais à la différence d'un disciple qui aurait été initié dans les règles de l'art, Freud ne se sent pas redevable de ses prises de conscience. Pourtant, comme le souligne William Marx, Freud « importe dans sa pratique médicale des concepts, des expériences, des propriétés qu'il a trouvés dans la lecture des tragiques grecs. La psychanalyse naît précisément lorsqu'un médecin viennois décide d'exploiter dans sa propre thérapeutique le pouvoir sur le corps qu'Aristote attribuait à la tragédie. »[179] Freud a certes reconnu la valeur du mythe d'Œdipe et fonctionné comme pionnier en associant théorie psychologique et récit mythologique, mais il reste lui-même tributaire d'une perspective moderne et positiviste – discutée dans un précédent essai[180]. S'il s'était inscrit dans une ancienne filiation, herméneutique par exemple, il aurait certainement subordonné l'analyse de

---

[179] William Marx (2012), *Le tombeau d'Œdipe*, Les Éditions de Minuit, Paris, p. 121.
[180] Thierry Gaillard (2020), *L'autre Œdipe, de Freud à Sophocle*, Génésis éditions, Genève.

l'inconscient à la question de l'advenir sujet. Car en effet, et comme par exemple Edouard Schuré[181] l'explique à propos de l'école de Pythagore, l'apothéose de l'homme n'est pas la simple immersion dans l'inconscient, mais l'activité créatrice dans la conscience d'être en tant que sujet. C'est aussi ce désir d'advenir sujet qui révèle les aliénations inconscientes et qui permet de les intégrer.

Si la version du mythe d'Œdipe de Sophocle désavoue la toute-puissance de la raison, c'est surtout pour souligner à quel point l'accès à la connaissance de soi n'est pas une affaire simplement rationnelle[182]. Une telle différence se retrouve entre ces deux « Œdipe », d'abord celui aliéné et roi de Thèbes, puis celui qui advient sujet à Colone. Ce dernier dit être un « homme » lorsqu'il n'est plus rien. Il est alors pour lui-même un objet de curiosité sans éprouver le besoin de l'expliquer. C'est là l'indice qu'un vent nouveau pénètre l'esprit, au-delà des limites de la raison, au-delà du connu. Cette différence se rapporte à une véritable connaissance de soi, ouverte aux autres et à d'autres connaissances, divines et universelles pour reprendre la célèbre maxime delphique.

Les dieux n'y sont pour rien dans la méconnaissance que pourraient avoir les humains des lois transgénérationnelles. À tords la civilisation moderne aura associé les lois non écrites de la vie aux figures divines, même si ces dernières en sont traditionnellement les porte-paroles. Et quand la défiance des hommes envers les dieux aura gagné du terrain, au lieu de s'enraciner, les hommes s'éloigneront dangereusement de leurs propres origines. Ils évoquent alors une pratique magique,

---

[181] Edouard Schuré, *Les grands initiés*, 1960, Perrin, Paris, p. 349.

[182] Dont la caricature la plus emblématique aujourd'hui se retrouve avec l'ouvrage de référence des psychiatres, le DSM, qui confond jugements et représentations avec des connaissances vivantes, indissociables d'une pratique immédiatement opérante.

voire superstitieuse, tandis que pour les « initiés », il s'agit d'un savoir-faire inspiré des lois non écrites de la vie elle-même.

Avant de se voir mises à l'index, de telles traditions existaient dans la Grèce antique, dans l'ancienne Égypte et plus loin dans l'histoire. Elles se retrouvent de multiples manières dans des témoignages anciens concernant des rituels initiatiques par exemple, et sont très présentes à l'esprit des anciens Grecs. En réalité, la définition de l'homme comme ayant à advenir sujet que j'ai proposé de reconnaître entre les lignes de l'œuvre de Sophocle trouve sa préhistoire dans toutes ces importantes traditions. Sophocle fut-il lui-même initié aux mystères d'Éleusis ? Annick de Souzenelle s'interroge et rappelle la toute première pièce de Sophocle, *Triptolème*, personnage central des cérémonies à Éleusis. « Pour ma part, je serai tentée de le croire, tant l'œuvre du poète dans son ensemble, et celle-ci particulièrement qui concerne Œdipe, offre, à n'en pas douter, une dimension de lecture parfaitement exhaustive. À cette lumière Sophocle ne pouvait pas laisser balbutier le mythe. Le poète qui, avec le prophète, voit l'intérieur des choses, prit la mesure de l'amplitude qu'il pourrait donner au récit et l'on peut supposer que c'est en connaisseur du sens de cette dynamique qu'il s'empara du héros pour le conduire, depuis ses « pieds enflés », [...] jusqu'à la Voix une. »[183]

Plus proche de la tradition spirituelle et thérapeutique que de la philosophie rationnelle, l'amour de la vérité qui conduit à la connaissance de soi est le credo que Sophocle nous expose avec son Œdipe. L'œuvre démontre qu'une fois les apparences dépassées, une place se fera en Œdipe afin que grandisse en lui ce sujet, le seul qui soit capable de traverser le désert qui lui fait face. Aussi tragique qu'elle puisse nous sembler, la perte du

---

[183] Annick de Souzenelle (1998), *Œdipe intérieur, la présence du Verbe dans le mythe grec*, Albin Michel, Paris, p. 53.

trône ne pèse pas lourd face à l'essentiel : le dévoilement de la vérité sur ses origines, condition indispensable à la naissance du sujet. Ce qui compte aux yeux de l'ego peut bien s'écrouler dès lors que les conditions pour advenir sujet sont enfin réunies, que les entraves à la connaissance de soi sont levées. Même si les bénéfices de cette renaissance n'apparaissent pas à la fin d'*Œdipe-roi*, le processus de guérison est amorcé, dont les fruits seront distribués à la fin d'*Œdipe à Colone*.

L'enseignement de Sophocle est admirable à plus d'un titre. Lorsque Freud déplorait que personne ne saurait détenir l'autorité nécessaire pour guérir notre civilisation névrosée, il oubliait le rôle thérapeutique des tragédiens et de leur influence sur la psyché d'une collectivité qui en bénéficie. En matière de sciences humaines, Sophocle est peut-être l'équivalent des premiers scientifiques Grecs, comme Thalès, Anaximandre, Hippocrate ou plus tard encore Archimède. Peut-être est-il même le premier psychologue des profondeurs.

Pourquoi aura-t-il fallu si longtemps avant de mieux comprendre l'œuvre de Sophocle ? Serait-il possible que notre civilisation moderne se soit à ce point éloignée des lois non écrites de la vie et de la psyché ? Serait-il possible que la présence d'un sujet en soi fût oubliée depuis cette époque ? Tout cela est certes possible, du moins en partie, et Sophocle ne se doutait peut-être pas que la conscience des héritages transgénérationnels, nécessaire à la bonne compréhension de son message, serait, elle aussi, perdue par la nouvelle civilisation. Ce n'est donc pas un hasard si l'œuvre de Sophocle ne se révèle qu'après avoir redécouvert les phénomènes transgénérationnels dans de multiples approches thérapeutiques contemporaines.

L'analyse transgénérationnelle de l'œuvre de Sophocle aura aussi permis de découvrir à quel point les préjugés modernes auront déformé notre compréhension de l'histoire d'Œdipe. Derrière ce nuage de projections trompeuses nous avons pu découvrir le véritable héritage laissé par Sophocle : un modèle de thérapie transgénérationnelle bien longtemps resté dans l'expectative de sa reconnaissance. Au lieu de chercher à couper les hommes et les femmes de leurs origines pour répondre aux idéaux de la civilisation moderne et à la politique du refoulement de l'Œdipe, le modèle de Sophocle nous propose un nouveau paradigme, celui d'une intégration symbolique de nos origines et de nos héritages transgénérationnels. Alternative à la culture moderne du rapport de force, d'exploitation et de conflit avec l'environnement, ce paradigme d'intégration des origines pourrait préserver l'équilibre du monde et produire un plus grand profit individuel autant que collectif.

Annexes

Résumé d'Œdipe-roi

Alors qu'Œdipe est roi de Thèbes, des citoyens se sont rassemblés devant son palais pour lui demander son aide. Ils sont victimes d'une épidémie de peste qui décime le royaume et rend stériles aussi bien les récoltes que les animaux et les femmes. Œdipe répond qu'il souffre lui aussi d'une telle situation et qu'il entend bien y remédier. Il a déjà envoyé Créon, le frère de sa femme Jocaste, consulter l'oracle à ce sujet.

À son retour, Créon répète les paroles de l'oracle : la peste provient du meurtre non élucidé de l'ancien roi de Thèbes, Laïos. Œdipe s'engage alors à faire toute la lumière sur cet événement et décide de mener une enquête pour découvrir et punir les coupables. À cet effet, il convoque Tirésias, un devin qui, bien qu'aveugle, possède la faculté de clairvoyance. Interrogé, ce dernier refuse de dire ce qu'il sait, prétextant que cela pourrait générer une nouvelle tragédie. En colère, Œdipe menace Tirésias et le force à parler. À contrecœur, le devin cède et révèle qu'Œdipe est lui-même le coupable qu'il recherche. Il précise que le coupable est en même temps frère et père de ses enfants, fils et époux de la femme qui l'a mis au monde...

Loin de pouvoir assimiler une telle révélation, Œdipe soupçonne Tirésias et Créon de comploter contre lui pour lui ravir son trône. Jocaste tente d'apaiser la querelle naissante et banalise les propos de Tirésias : « Personne ne saurait, sans risquer de se tromper, interpréter correctement les oracles. » La preuve en est, poursuit-elle, qu'une prédiction annonçait que Laïos devait mourir de la main de son fils, alors que, selon les dires d'un serviteur rescapé, Laïos fut assassiné par des brigands, au croisement des chemins de Delphes et de Daulis.

Mais les arguments de Jocaste ne calment pas Œdipe. Il se souvient d'un épisode ancien, quand lors d'une fête, un ivrogne avait prétendu qu'il était un enfant trouvé. L'annonce avait de quoi surprendre Œdipe, toujours traité et considéré comme le fils de Polybe et Mérope, roi et reine de Corinthe. Même si ces derniers nient ces allégations, angoissé et victime de cauchemars, Œdipe part interroger l'oracle. Ce dernier, au lieu de répondre, lui prédit qu'il épousera sa mère, engendrera une descendance maudite et tuera son père. Pour éviter que ne s'accomplisse ce tragique destin, Œdipe, épouvanté, au lieu de retourner à Corinthe vers ceux qu'il considère comme ses parents, prend la direction de Thèbes. En chemin, un homme le provoque à un carrefour pour lui disputer la priorité. Dans la bagarre qui s'ensuit, Œdipe tue son agresseur et plusieurs personnes de sa suite, alors qu'un serviteur prend la fuite.

Pour faire toute la lumière sur cette affaire, Œdipe ordonne que l'on retrouve le serviteur rescapé qui avait vu les brigands tuer Laïos. Mais voici qu'arrive un messager en provenance de Corinthe. Il annonce la disparition du roi Polybe, mort de maladie et de vieillesse. Cette nouvelle soulage Œdipe qui pense ainsi avoir échappé à la prédiction : il ne tuerait donc pas son père. Le messager précise alors que cette inquiétude n'était pas fondée, Polybe n'étant pas son père biologique. Lui-même avait reçu Œdipe lorsqu'il était bébé, des mains d'un berger de la maison de Laïos, alors qu'il se trouvait sur le Mont Cithéron. Au lieu d'abandonner le nourrisson aux bêtes sauvages, pendu par les pieds comme l'avait ordonné le roi Laïos, ce berger, pris de pitié, avait préféré le donner à un étranger. Le nouveau-né ayant été ramené à Corinthe, Polybe et Mérope qui souffraient de stérilité avaient décidé de l'adopter et lui avaient donné le nom d'Œdipe en raison de ses pieds enflés.

À la suite de ces révélations, soucieuse, Jocaste demande à Œdipe de ne pas poursuivre ses recherches. Mais Œdipe est déterminé à connaître la vérité. Puisqu'il est né à Thèbes, il souhaite connaître l'identité de ses parents, dans l'espoir de savoir s'il est ou non d'une noble souche. Comment expliquer, sinon, le fait que Jocaste lui demande d'arrêter là son enquête, autrement qu'en supposant qu'elle puisse rougir de l'éventualité d'une humble origine ? Œdipe poursuivra son enquête, convaincu de toute façon qu'il est « fils de la Fortune généreuse », n'en concevant lui-même aucune honte.

Or, voici que l'on amène le serviteur qui prétendait que Laïos avait été assassiné par des brigands. Aussitôt, le messager de Corinthe reconnaît en lui l'homme rencontré sur le Mont Cithéron, celui-là même qui lui confia Œdipe. Forcé à parler, le vieux serviteur avoue que ce bébé n'était autre que le fils de Laïos et de Jocaste. À cause de la prédiction affirmant qu'Œdipe tuerait ses parents, ces derniers l'avaient condamné à périr sur le Mont Cithéron. Mais il n'avait pas pu se résoudre à obéir à l'ordre de Laïos et avait préféré confier l'enfant au messager venu de Corinthe.

En découvrant sa véritable histoire, Œdipe réalise que, malgré lui, il a bel et bien commis le parricide et l'inceste comme l'oracle l'avait prédit. Déjà en état de choc à cause de cette révélation, voilà qu'on lui annonce que Jocaste vient de se pendre dans sa chambre. Œdipe s'y précipite et là, fou de douleur, il se crève les yeux avec les broches qui retenaient les vêtements de celle qui fut à la fois sa mère et son épouse.

Dans l'égarement qui est le sien, Œdipe demande à être exilé et abandonné à son maudit sort. Mais Créon choisit de s'en remettre à l'oracle afin de savoir ce qu'il convient de faire.

Résumé d'Œdipe à Colone

Sur la route de l'exil, accompagné par sa fille Antigone, Œdipe est fatigué lorsqu'il arrive à Colone. À peine s'est-il assis qu'un habitant de la région lui demande de quitter cet endroit, car c'est un lieu sacré, interdit à toute présence humaine. Mais cette annonce réjouit Œdipe parce qu'elle signifie qu'il est enfin arrivé au terme de son douloureux exil. Œdipe confie alors à sa fille que l'oracle lui avait également prédit qu'il trouverait l'hospitalité dans ce lieu sacré, celui des *Déesses Redoutables* et que s'il s'y fixait, il deviendrait un bienfaiteur pour ceux qui l'y accueilleraient.

Œdipe demande que l'on informe Thésée, roi de cette contrée, du fait qu'en échange d'un petit bienfait il pourrait recevoir un grand profit. En attendant l'arrivée de Thésée, les sages de Colone s'emploient à vouloir chasser Œdipe afin d'éviter qu'il ne souille de sa présence ce lieu sacré. Mais voici qu'arrive Ismène, la deuxième fille d'Œdipe. Elle annonce une prochaine guerre entre ses deux frères, Polynice et Étéocle, lesquels se disputent le trône de Thèbes. Elle ajoute que les Thébains tenteront de s'emparer d'Œdipe puisqu'un nouvel oracle prédit que le sort sera favorable à ceux qui posséderont sa personne ou sa dépouille. Ismène précise encore que si les Thébains tentent de disposer de lui pour les prévenir des pires augures, ils n'accepteront pas pour autant qu'il revienne sur sa terre natale. Ils prévoient simplement de le garder près de la frontière. Averti des véritables intentions des Thébains, Œdipe maudit ses fils, lesquels, une fois de plus, préfèrent la couronne de Thèbes au bien-être de leur père. Il se plaint de la conduite de ses fils. Ceux-ci refusèrent de l'exiler lorsqu'il le demandait et plus tard, une fois la douleur diminuée, ils n'avaient pas pris sa défense lorsqu'il fut condamné à l'exil alors qu'il eût préféré un autre sort.

Mais voici que Thésée arrive pour rencontrer Œdipe. Après avoir échangé avec lui quelques paroles de respect mutuel, Thésée déclare qu'il sait bien, pour l'avoir également vécu, ce que signifie vivre en exil ; en tant que simple mortel, il ne saurait, pas plus qu'Œdipe, disposer des lendemains. Il accède donc à la demande d'hospitalité d'Œdipe et l'assure de sa protection. Soulagé, Œdipe déclare qu'avant de disparaître, il confiera à Thésée un secret qui le maintiendra, lui et ses sujets, à l'abri du besoin.

Créon fait alors son apparition et propose à Œdipe de le suivre pour retourner à Thèbes. Mais, grâce à l'avertissement d'Ismène, Œdipe ne se laisse pas berner. Il accuse Créon de chercher à l'abuser au moyen de belles paroles. Laissant apparaître son vrai visage, Créon lui annonce qu'il a déjà fait enlever Ismène et ordonne maintenant à ses gardes d'enlever Antigone, non sans provoquer la protestation des habitants de Colone. Emporté par la colère, Créon menace maintenant de se saisir d'Œdipe. Il se justifie en accusant Œdipe d'être un criminel. Ce dernier lui répond qu'il est innocent des crimes dont on l'accuse, qu'il est victime de ce que les dieux avaient décidé pour lui avant même sa naissance. Quant au reproche qui lui est fait d'avoir épousé Jocaste, Œdipe reconnaît que ce fut une union illégale, mais il précise qu'elle eut lieu malgré lui puisqu'il ignorait tout de sa naissance. Sur sa lancée, c'est lui maintenant qui reproche à Créon d'être sans conscience en lui rappelant d'une part la cause de toutes ses souffrances, et en continuant à l'outrager d'autre part, alors qu'il est innocent. Après avoir assisté à cette confrontation, Thésée, fidèle à sa promesse, engage une bataille contre les ravisseurs et ramène ses filles au vieil Œdipe.

Polynice, ensuite, demande à rencontrer son père. Il le supplie de l'aider dans la lutte qui l'oppose à son frère quant à la possession du trône de Thèbes. Mais Œdipe explique qu'il est dorénavant devenu un autre et que ses fils ne sont plus ses fils. Il ne saurait lever la malédiction qui pèse sur eux ni infléchir un destin dont ils ont eux-mêmes décidé.

On entend alors un grand vacarme : c'est la foudre de Zeus qui appelle Œdipe à son dernier rendez-vous. Il fait chercher Thésée afin que ce dernier l'accompagne vers cet ultime épisode de sa vie. Œdipe répète à son hôte qu'il va lui léguer un secret qui garantira sa prospérité. Il insiste cependant sur le fait que pour jouir de ce bonheur, il ne devra pas oublier le nom d'Œdipe.

Un messager, qui avait accompagné les deux hommes à bonne distance, relate à Ismène et à Antigone le spectacle qu'il lui fut donné de voir. Le tonnerre du dieu appelait Œdipe alors que Thésée se couvrait les yeux, comme ébloui par la présence divine. Œdipe serait mort de façon mystérieuse, enlevé par les dieux ou englouti par la terre. Quoi qu'il en soit, lorsqu'il revient vers Antigone et Ismène, Thésée annonce qu'elles peuvent cesser de se lamenter puisque la paix avec les morts est maintenant garantie. Avant de disparaître, Œdipe aura tenu sa promesse et transmis à Thésée le secret qui garantira la prospérité de son royaume.

Bibliographie

ABRAHAM Nicolas (1985), Rythmes, de la philosophie, de la psychanalyse de la poésie, Flammarion, Paris.

ABRAHAM Nicolas et TÖROK Maria (1987), *L'écorce et le noyau*, Flammarion, Paris.

ALAUX Jean (2007), « Ombre et lumière de l'origine », *Les Phéniciennes, la famille d'Œdipe entre mythe et politique*, Belin, Paris.

AMIECH Christine (2004), Les Phéniciennes d'Euripide : commentaires et traduction, L'Harmattan, Paris.

BALMARY Marie (1994), *L'homme aux statues*, Grasset, Paris.

BONARDEL Françoise (2011), *La voie hermétique*, Devy, Paris.

BONNARD André (1953-59), *La Civilisation Grecque*, Tome I, II et III, La Guilde du live, Lausanne.

CAMPBELL Joseph (1993), *Les mythes à travers les âges*, Le Jour, Paris.

CARASTO Marcello (2006), *La cité des mages*, Edition Jérôme Million, Grenoble.

CARFANTAN Serge (2004) *Philosophie et spiritualité*, leçon 112, dualité et non dualité, sergecar.perso.neuf.fr, [En ligne].

CAUMONT Frédérique, (2007), « Quand Œdipe rencontre la Sphinge », *Imaginaire & inconscient*, no. 20, L'Esprit du temps, Paris.

CUNNY Diane (2003), « Théognis inspirateur de Sophocle ? » dans *La poésie Grecque Antique*, cahiers de la villa Kérylos, no. 14, Diffusion De Boccard, Paris.

DASTUR Françoise (2007), *La mort, essai sur la finitude*, PUF, Paris.

DE COULANGE Fustel (1864), *La Cité Antique*, Flammarion 2009, Paris

DELEUZE Gilles et GUATTARI Félix (1995), *L'anti-Œdipe*, Éditions de Minuit, Paris.

DE MEYER Luc (1997), *Vers l'invention de la rhétorique*, Peters, Louvain-la-Neuve.

DETIENNE Marcel (1981), *L'invention de la mythologie*, Gallimard, Paris.

DETIENNE Marcel (2006), *Les Maître de Vérité dans la Grèce archaïque*, Librairie Générale Française, Paros.

DETIENNE Marcel (2007), « Qu'est-ce qu'un mythe ? » dans *Mythe et mythologie*, Le Point, Hors-série no 14, Paris.

DOODS E.R. (1977), *Les Grecs et l'irrationnel*, Flammarion, Paris.

DUMAS Didier (1989), *Hantise et clinique de l'Autre*, Aubier, Paris.

EHRENBERG Victor (1954), *Sophocles and Périclès*, Basil Blackwell, Oxford.

EURIPIDE, « Les Phéniciennes », traduction de Marie Delcourt-Curvers, in *Tragédies Complètes*, Folio 1989, Paris.

FERENZCI Sandor, (1932), Confusion de langue entre les adultes et l'enfant, Payot, 2004, Paris.

FERRY Luc (2008), *La sagesse des mythes*, Plon, Paris.

FLACELIERE Robert (1977), La vie quotidienne en Grèce au siècle de Périclès, Farmot, Genève.

FREUD Sigmund (1929*)*, *Malaise dans la civilisation*, PUF, 1979, Paris.

FROMM Eric (1953), *Le langage oublié*, Payot (2002), Paris.

GAILLARD Thierry (2020), *À propos de la métamorphose d'Œdipe en héros de Colone*, Génésis éditions, Genève.

GAILLARD Thierry (2020), *L'intégration transgénération-nelle*, Génésis éditions, 4ème édition, Genève.

GAILLARD Thierry (2020), *L'autre Œdipe, de Freud à Sophocle*, Génésis éditions, 4ème édition, Genève.

GAILLARD Thierry (2004), *Sacré Œdipe*, une lecture transgé-nérationnelle du mythe d'Œdipe, Yvelinedition, Paris.

GAUCHET Marcel (1985), *Le désenchantement du monde*, Gallimard, Paris.

GLOTZ Gustave (1931), *Histoire Grecque*, PUF, Paris.

GOUX Jean-Joseph (1990), *Œdipe philosophe*, Aubier, Paris.

GUTHRIE William (1956), *Orphée et la religion Grecque*, Payot, Paris.

HASNAOUI Alexandre (2007), *Pythagore un dieu parmi les hommes*, Les Belles Lettres, Paris.

HEIDEGGER Martin (1968) « Qu'est-ce que la métaphysique ? », dans *Question I*, Gallimard, Paris.

HERMES TRISMEGISTE, *Le Corpus Hermeticum*, Tome I et II, Les Belles Lettres, Paris.

HERMES TRISMEGISTE, *Les trois révélations*, Les Belles Lettres, 1998, Paris.

HESIODE, *Les travaux et les jours*, par Jean-Marie-Louis Coupé et Émile Lefranc, 1834, Delalain, Paris.

JACQUEMARD Simonne (1977), *Trois mystiques Grecs*, Albin Michel, Paris.

JANET Pierre (1929), *L'évolution psychique de la personnalité*, L'Harmattan 2005, Paris.

JOUANNA Jacques (2007), *Sophocle*, Fayard, Paris.

JUDET DE LA COMBE Pierre (2010), *Les tragédies grecques sont-elles tragiques ?*, Bayard, Paris.

JUNG Carl Gustav, *Dialectique du Moi et de l'inconscient*, Gallimard, (1964), Paris.

JUNG Carl Gustav, *L'âme et le Soi, renaissance et individuation*, Albin Michel (1990), Paris.

KERENYI Charles (1948), *Le médecin divin*, traduit de l'allemand par V. Baillods, Edité par Ciba SA, Bâle.

LAGACHE Daniel (1952), Le problème du transfert, dans la *Revue Française de Psychanalyse*, n.1-2, Paris.

MARX William (2012), *Le tombeau d'Œdipe, pour une tragédie sans tragique*, Les Éditions de Minuit, Paris.

MATTEI Jean-François (2008), *Pythagore et les pythagoriciens*, PUF, Paris.

MÉAUTIS Georges (1940), *L'Œdipe à Colone et le culte des héros*, Université de Neuchâtel, Neuchâtel.

MÉAUTIS Georges (1959), Les dieux de la Grèce et les mystères d'Éleusis, PUF, Paris.

MÉNARD Louis (1865), *De la morale avant les philosophes*, édition Charpentier, Paris.

NANCY Claire (2007), « le tragique d'Euripide » dans Les Phéniciennes, Belin, Paris.

NICOLAIDIS Nicos (1980), « Œdipe : le message de la différence », dans *Psychanalyse et culture grecque*, Les Belles Lettres, Paris.

NIETZSCHE Frédéric, *Introduction aux leçons sur l'Œdipe-Roi de Sophocle*, Traduit par Françoise Dastur et Michel Haar, Encre Marine, (1994), Paris.

NIETZSCHE Frédéric (1901), *La volonté de puissance*, Gallimard, 1995), Paris.

PETIT Thierry, *Œdipe et le chérubin*, Kernos, [En ligne], 19/2006.

PLATON, *Phèdre*, traduction de Mario Meunier, (1922), Les Belles Lettres, Paris.

PLOTIN, *Ennéades*, Tome V, Les Belles Lettres (1991), Paris

PLUTARQUE, *La vie des hommes illustres, Vie de Périclès,* traduit par Alexis Pierron, Charpentier, 1853, Paris.

PLUTARQUE, *Œuvres morales*, Didier éditeur, 1884, Paris.

RIEDWEG Christoph (2002), « Poésie orphique et rituel initiatique », dans *Revue de l'histoire des religions*, tome 219 n°4, pp. 459-481.

ROMILLY Jacqueline de (1971), *Le temps dans la tragédie Grecque*, Vrin, Paris,

SCHURE Édouard (1960), *Les grands initiés*, Librairie Académique Perrin, Paris.

SOPHOCLE, *Théâtre complet* (1964) traduction et préface de Robert Pignarre, Garnier Flammarion, Paris.

SOPHOCLE, *Tragédies*, traduction de Paul Mazon, Gallimard, 1973, Paris.

SOUZENELLE de, Annick (1998), Œdipe intérieur, la présence du Verbe dans le mythe grec, Albin Michel, Paris.

SLOTERDIJK Peter (2018), *Après nous le déluge, les temps modernes comme expérience antigénéalogique*, Payot, Paris.
STEINER George (1986), *Les Antigones*, Gallimard, Paris.
TISSERON Serge et al. (1995), Le psychisme à l'épreuve des générations, clinique du fantôme, Dunod, Paris.
THUCYDIDE, *livre II*, Les Belles Lettres, 2009, Paris.
VERNANT Jean-Pierre Vernant et VIDAL-NAQUET Pierre (1990), *La Grèce ancienne, 1. Du mythe à la raison*, Seuil, Paris.
VIDAL-NAQUET Pierre (1994), « Œdipe à Athènes », dans *Œdipe et ses mythes*, de Vernant, J.-P. et Vidal-Naquet P., Edition Complexe, Bruxelles.
WATTS Alan (1966), *Le livre de la sagesse*, Denoël, Paris.
WINTER Geneviève (2001), *Œdipe-roi*, Bréal, Paris.